菏泽医学专科学校实验系列教材

药理学实验指导

（第2版）

主　编　柳玉萍　于　森

主　审　尹祥敏　田　健

副主编

李　琳（菏泽医学专科学校）

王卫华（菏泽医学专科学校）

袁　莉（菏泽医学专科学校）

赵　辉（菏泽医学专科学校）

吴　航（菏泽医学专科学校）

石晓峰（菏泽医学专科学校附属医院）

葛方起（菏泽市立医院）

王文红（菏泽市立医院）

赵　伟（菏泽市立医院）

北京大学医学出版社

YAOLIXUE SHIYAN ZHIDAO

图书在版编目（CIP）数据

药理学实验指导/柳玉萍，于淼主编．—2 版．—北京：北京大学医学出版社，2016.12（2021.12 重印）
ISBN 978-7-5659-1443-0

Ⅰ．药… Ⅱ．①柳… ②于… Ⅲ．①药理学—实验—医学院校—教学参考资料 Ⅳ．R965.2

中国版本图书馆 CIP 数据核字（2016）第 184677 号

药理学实验指导（第 2 版）

主　　编：柳玉萍　于　淼
出版发行：北京大学医学出版社
地　　址：（100191）北京市海淀区学院路 38 号　北京大学医学部院内
电　　话：发行部 010－82802230；图书邮购 010－82802495
网　　址：http://www.pumpress.com.cn
E - mail：booksale@bjmu.edu.cn
印　　刷：北京溢漾印刷有限公司
经　　销：新华书店
责任编辑：韩忠刚　王孟通　**责任校对：**金彤文　**责任印制：**李　啸
开　　本：787 mm×1092 mm　1/16　**印张：**7.5　**字数：**180 千字
版　　次：2016 年 12 月第 2 版　2021 年 12 月第 4 次印刷
书　　号：ISBN 978-7-5659-1443-0
定　　价：16.00 元

序

自1999年12月菏泽医学专科学校药理学课程被批准为“山东省普通高等学校教学改革试点课程”〔省教育厅（1999）27号〕以来，该课程2006年10月（鲁教高字〔2006〕8号）又被评为山东省高等学校省级精品课程，该学科的教学团队2010年亦被评为山东省省级教学团队。经过十几年的教学研究与探索，我们曾正式出版了山东省普通高等学校教学改革试点课程教材——《药理学》，再出版一本与之匹配的药理学实验教材，一直是全室同仁的共同心愿。

在首届山东省教学名师尹祥敏教授的带领下，经过全室同仁的共同努力，在彰显《药理学》三基（基础理论、基本知识、基本技能）和五性（思想性、科学性、先进性、适用性和启发性）的前提下，汇集了全室近十年的实验实训研究成果，编写了这本《药理学实验指导》，以培养和提高同学们的观察问题、分析问题和解决问题的能力。

面对社会发展和人才需求的现实及将来，该教材还注重了职业教育的理念，尽可能做到教、学、做一体，校、院、企结合，以培养同学的职业和创新能力。

真诚期待通过本教材的应用，达到促进学科发展，培养更好、更多的实用型、创新型人才的目的。

于信民

2016年1月

前　言

本实验指导是普通高等职业教育和普通高等专科教育“药理学”课程理论教材的配套教材，章节顺序与理论教材体系基本一致，通过实验、病例讨论及处方分析以加深对药理学基本理论和基本知识的理解，提高实际操作技能和实际动手能力。

本实验指导包括药理学实验的基本知识，药物制剂与处方学，与药理学理论课程相匹配的七个部分的药物实验，每个部分后有病例讨论。最后两章是药理学实验设计和处方分析。实验内容的选择既有整体动物（包括清醒动物和麻醉动物）实验，又有器官水平（包括离体和在体器官）实验；既有定性实验，又有定量实验；既有验证性实验，又有设计性实验。通过实验不但使学生学到药理学实验的基本技能，如实验操作、指标观察、结果分析等，还可培养学生实验过程中的团队协作精神，严谨的科学态度，勤动手、多思考的能力，达到培养实用型人才的目标。

为了使药理学知识与临床用药密切联系和有机衔接，我们在第 5～9 章后面增加了病例讨论，还编写了一章处方分析，以加强药物治疗和不良反应监测能力的训练，打好临床合理用药的基础。

本实验指导参考了王玉祥主编的《药理学实验》，叶春玲、钟玲主编的《药理学实验教程》，王迎新、弥曼主编的《药理学》。谨向有关编著者致以深切谢意。

由于时间紧迫，以及水平限制，本书可能存在不少缺陷与不足，敬请读者提出宝贵意见，以利于再版时改进。

编　者

2016 年 1 月

目　录

第一章　药理学实验概述

第一节　药理学实验的目的

一、培养科学研究观点

1. 通过实验，培养学生理论来自实验的观点。

2. 加深、验证和巩固部分课堂讲授的理论知识，培养学生理论联系实际的能力。更牢固地掌握药理学的基本概念和基本知识。使抽象的概念、规律、结论具体化和形象化，加深理解、增强记忆。

3. 利用实验结果，探讨药物与机体相互作用的规律及其原理，以充实和发展药理学学科的理论，为新药研制提供实验依据，并为阐明生物机体的生理学、生物化学及病理学提供科学资料。

二、训练基本实验技能

1. 通过实验，使学生掌握药理学实验的基本方法和原理，掌握药理学实验常用的基本技术。

2. 通过实验报告的书写，使学生的科学论文写作能力得到初步训练。

三、提高综合实践能力

1. 药理学实验课更高层次的目的是通过实验操作培养学生发现问题、分析问题和解决问题的能力。几乎所有药理学知识都是通过实验——有目的的科学实验而得到的。我们开设实验课，就是要了解我们的前辈科学家们是怎样提出问题、分析问题并最终设计出科学的实验来验证或解决问题的。也就是说，我们开设实验课的目的是教会学生一种科学的方法，一种获取知识的新手段。能否通过实验课培养学生发现问题、分析问题和解决问题的能力，是我们实验课成败的关键。

2. 培养学生勤于动手、敏于观察、科学分析和独立工作的能力，通过实验课培养学生严肃认真和实事求是的科学态度，初步养成对将来工作的认真态度、严格要求、严密工作、团结协作和实事求是的工作作风。

3. 通过典型病例讨论，培养学生分析病例的能力和对所学知识的综合运用能力，为临床实践打下初步基础。

第二节　药理学实验的基本方法

一、生理学方法

用生理学的方法研究药物对机体正常及病理状态下功能的影响及其机制，如“药物对兔动脉血压的影响”及“药物对高血压大鼠动脉血压的影响”。

二、生物化学方法

用生物化学的方法研究药物对机体生化代谢的影响及对生物大分子等重要活性物质的作用，称为“生化药理学”研究，如“药物对血脂的调节作用”“药物的降糖作用”。

三、形态学方法

用肉眼、光镜及电镜观察药物对机体组织器官、细胞及亚细胞形态学的影响，如“药物对实验性动脉粥样硬化病变形成的影响”。

四、免疫学方法

用免疫学方法研究药物对机体免疫系统的影响，称为“免疫药理学”研究，如“地塞米松对致敏豚鼠回肠的抗过敏作用”。

第三节　药理学实验的类型

药理学实验种类很多，分类的方法也不少，而且各种分类方法相互交叉。现根据以下几点将药理学实验分成不同的类型：

1. 根据研究的任务，药理学实验可分为药动学实验、药效学实验及药物毒理学实验 3 种类型。

2. 根据所研究药物的类型，可将药理学实验分成传出神经系统药物实验、中枢神经系统药物实验、心血管系统药物实验、呼吸系统药物实验、消化系统药物实验、利尿药物实验、血液系统药物实验、激素类药物实验、化疗药物实验及免疫药理学实验等。

3. 根据实验研究的要求，药理学实验可分为定性实验及定量实验。定性实验主要观察药物是否具有某种作用，而定量实验则研究药物与机体作用的数量关系，如量-效关系、时-效关系、时-量关系等，称为“定量药理学”研究。

4. 根据实验对象，药理学实验可分为体内实验及体外实验。体内实验又可分为麻醉动物实验及清醒动物实验。

5. 根据实验对象的状态，药理学实验可分为正常动物或标本实验及病理模型实验。后者是在实验动物身上复制出类似人类某种疾病的病理模型，观察药物对该病理模型的作用，如“利多卡因对氯化钡诱发的家兔心律失常治疗作用”等。

上述药理学实验的类型是站在不同角度来分的，互有交叉。例如，“乙酰胆碱的药效学参数测定（离体实验）”属于药效学实验。了解这些类型有助于系统掌握药理学实验知识及理解某实验的特点。

第四节　药理学实验课的要求

一、实验课前

1. 仔细阅读实验教程，了解实验目的、要求、方法和操作步骤，领会其设计原理。

2. 对实验中所用的药物，要了解其药理作用，并明白该药在本实验中的意义，预测给动物用药后可能出现的情况。

3. 结合实验内容，复习有关药理学和生理学等方面的理论知识。

二、实验课时

1. 将实验器材妥善安排，正确装置。

2. 严格按照实验教程上的步骤进行操作，准确计算药量，防止出现意外差错。

3. 认真、细致地观察实验过程中出现的现象，准确记录药物反应的出现时间、表现及发展进程。联系课堂讲授内容进行思考。

4. 注意节约实验材料。

三、实验课后

1. 及时整理实验结果，保存好原始记录，并写出实验报告。

2. 清洁实验器材，保持室内卫生，存活或死亡的动物分送至指定地点。

第五节　实验结果的整理和实验报告的撰写

整理实验结果和撰写实验报告，是培养学生观察能力和分析综合能力的重要方法，对自己所完成的实验进行科学总结，是实验课最重要的目的之一。通过认真地、科学地总结，可使我们把实验过程中获得的感性认识提高到理性认识，明确该实验已证明的问题及已取得的成果。还有实验中尚未解决的问题或发现的新问题，以及实验设计中或操作中的优缺点等，这些十分重要。实验报告反映了学生的实验水平及理论水平。实验报告也是向他人提供研究经验及供本人日后查阅的重要资料，可以为毕业后开展科研工作打下良好的基础。因此，应该充分认识到在校学习期间学会做这一项科学研究工作中关键性工序的重要性。

一、实验结果的整理

实验结束以后应对原始记录进行整理和分析。药理实验结果有测量资料（如血压值、心率数、瞳孔大小、体温变化、生化测定数据和作用时间等）、计数资料（如阳性反应或阴性反应、死亡或存活数等）、描记曲线、心电图、脑电图、照片和现象记录等。凡属测量资料和计数资料，均应以恰当的单位和准确的数值做定量的表示，不能笼统提示。必要时应做统计处理，以保证结论有较大的可靠性，尽可能将有关数据列成表格或绘制统计图，使主要结果有重点地表达出来，以便阅读、比较和分析。做表格时，要设计出最能反映实验动物变化的记录表，记录单个实验动物的表现时，一般将观察项目列在表内左侧，由上而下逐项填写，而将实验中出现的变化，按照时间顺序，由左至右逐格填写。

将多个或多组动物实验结果进行统计时，一般将动物分组的组别列于表左，而将观察记录逐项列于表右。绘图时，应在纵轴和横轴上画出数值刻度，标明单位。一般以纵轴表示反应强度，横轴表示时间或药物剂量，并在图的下方注明实验条件。如果不是连续性变化，也可用柱形图表示。凡有曲线记录的实验，应及时在曲线图上标注说明，包括实验题目，实验动物的种类、性别、体重、给药量和其他实验条件等。对较长的曲线记录，可选取有典型变化的段落，剪下后粘贴保存。这里需要注意的是必须以绝对客观的态度来进行裁剪工作，不论预期内的结果或预期外的结果，均应一律留样。

二、实验报告的写作

每次实验后应写好报告，交负责教师批阅。实验报告要求结构完整、条理分明、用词规范、详略得宜、措辞注意科学性和逻辑性。一般包括下列内容：

1. 实验题目　实验题目一般应包括实验药物、实验动物、实验主要内容等，如“普萘洛尔（心得安）对麻醉犬的降压作用分析”“普鲁卡因肌注对小鼠局麻作用及中毒抢救”“奎尼丁抗电诱发的蛙心心律失常的作用”等。

2. 实验目的　说明本次实验的目的。

3. 实验步骤　当完全按照实验教程上的步骤进行时，也可不再重述，如果实验方法临时有所变动，或者发生操作技术方面的问题，影响观察的可靠性时，应做简要说明。

4. 实验结果　实验结果是实验报告中最重要的部分，需绝对保证其真实性。应随时将实验中观察到的现象记录在草稿本上，实验告一段落后立即进行整理，不可单凭记忆或搁置了长时间后再做整理，否则易致遗漏或差错。实验报告上一般只列经过归纳、整理的结果。但原始记录应予保存备查。

5. 讨论　讨论应针对实验中所观察到的现象与结果，联系课堂讲授的理论知识，进行分析和讨论。不能离开实验结果去空谈理论。要判断实验结果是否为预期的。如果属于非预期的，则应该分析其可能原因。讨论的描述一般是：首先描述在实验中所观察到的现象，然后对此现象提出自己的看法或推论，最后参照教科书和文献资料对出现这些现象的机制进行分析，如实验观察到用药后动物出现了什么现象，提示了该药可能具有什么药理作用，文献曾报道该药可对什么受体有作用。因此，可初步推测该药的这种药理作用可能与其作用于什么受体有关。

6. 结论　实验结论是从实验结果归纳出来的概括性判断，也就是对本实验所能说明的问题、验证的概念或理论的简要总结。不必再在结论中重述具体结果。未获证据的理论分析不能写入结论。

（柳玉萍　王卫华）

第二章　动物实验的基本知识

第一节　实验动物的应用

一、实验动物的选择

哺乳动物的组织结构和生理、生化过程与人有许多相似之处，对药物的反应性在很大程度上与人一致，故药理学实验常选用哺乳动物，如小鼠、大鼠、豚鼠、家兔、猫和狗等。但是，由于种属差异和系别差异，如果选用动物不当，会出现与人类药效不符的现象，因此必须选用最适宜的动物进行实验。

实验动物主要根据实验目的要求、动物的特点（生理特点及其对某种药物的反应敏感性）以及一些实际情况（如动物来源如何、饲养管理条件、经费等）进行选择。

常用实验动物的特点及选用如下：

1. 蛙（frog）、蟾蜍（toad）　蛙离体心脏能有节律地搏动很久，常用于观察药物对心脏作用的实验。蛙来源较困难，多用蟾蜍。蟾蜍离体心脏比蛙反应迟缓，其坐骨神经腓肠肌标本可用来观察药物对周围神经、横纹肌或神经肌肉接头的作用，以及药物对动作电位的影响。

2. 小白鼠（mouse）　来源广、便于饲养、繁殖力强，在多种药理实验中可选用。常用于某些药物筛选实验、半数有效量（ED_{50}）和半数致死量（LD_{50}）测定及镇咳、镇痛、导泻、避孕药及抗癌药实验等。

3. 大白鼠（rat）　饲养较方便，繁殖力强，幼鼠较温和，在多种药理实验中可选用。可用于亚急性实验，慢性实验，抗炎、降脂、利胆、子宫实验及心血管系统的实验。药典规定该动物为催产素效价测定及药品质控中升压物质检查的指定动物。

4. 豚鼠（guinea - pig）　该动物性情温和、胆小、饲养管理方便、可群养、资源较丰富，是医学研究中的常用动物，是药理学实验中过敏实验、离体器官（如肠平滑肌及心脏实验）常选用的动物。由于该动物对组胺特别敏感，常用于过敏、平喘实验。该动物对结核分枝杆菌也较敏感，可用于抗结核病药物治疗研究。

5. 兔（rabbit）　该动物较驯服、易养、来源广、可进行多种类型的药理学实验，如离体器官实验，在位器官实验，避孕药、利尿药、血管收缩药及抗凝血药实验等。由于兔的体温较为稳定，对影响体温调节的物质反应较敏感，因此是药品质控中热源检查的指定动物。该动物也可在脑内埋藏电极，长期观察药物对中枢的作用。

6. 猫（cat）　该动物为肉食动物、性情暴躁、饲养管理较困难、动物资源较少，因此在药理学实验中仅在特定实验中选用。该动物特点是血压较稳定，对降压物质反应特别敏感，是药品质控中降压物质检查的指定动物。猫的呼吸道黏膜及喉返神经对刺激反应敏感，因此也常用于黏膜刺激实验及镇咳药的实验研究。

7. 狗（dog）　狗在药理学实验中是较大动物，在急性实验中主要用于心血管系统的药理实验，系统观察药物对血压、呼吸、心肌耗氧量等的影响，也常用幼犬做慢性毒性实验。

在药理学实验中，一项实验可选用多种动物进行。所选动物必须健康、未孕、年龄适宜。一般实验常选用的动物或标本见表 2－1。

表 2－1　一般实验常用的动物及标本

实验项目	常用动物
离体肠平滑肌	家兔、豚鼠、大鼠、小鼠
离体子宫平滑肌	大鼠、小鼠、豚鼠、兔
离体血管	兔耳血管、兔主动脉条、蛙下肢血管、大鼠后肢血管
离体心脏	蛙、蟾蜍、家兔、豚鼠
在位心脏	蛙、蟾蜍、家兔、豚鼠、猫、狗
血压、呼吸	狗、猫、兔、大鼠
过敏实验	豚鼠
催吐实验	狗、猫、鸽子
降温、热源实验	兔
局部刺激实验	兔、豚鼠

为减少动物反应的个体差异，所选用的动物条件应尽可能相同，如年龄一致、体重相近等。

二、实验动物的捉拿及固定

正确掌握动物捉拿固定的方法，可以防止动物过度挣扎或受损伤而影响实验观察效果，并可避免实验者被咬伤，从而保证实验顺利进行。下面介绍药理学实验课中常用的几种动物的捉拿和固定方法。

1. 蛙和蟾蜍　用左手握住动物，以示指和中指夹住一侧前肢，拇指压住另一前肢，用右手协助，将两后肢拉直，左手环指和小指将其压住固定（图 2－1）。注意在抓取蟾蜍时，切勿挤压其两侧耳部突起的毒腺，以免毒液喷出射入眼中。

2. 小鼠　小鼠性情温顺，一般不会主动咬人，但抓取时动作也要轻缓。抓取时先将小鼠放在粗糙物（如鼠笼）上面，用右手提起鼠尾，将小鼠轻轻向后拉，这样可使小鼠前肢抓住粗糙面不动，用左手拇指和示指捏住鼠头皮肤和双耳，其余三指和掌心夹住其背部皮肤及尾部，这样小鼠便可被完全固定在左手中（图 2－2），此时右手可做注射或其他实验操作，也可将小鼠固定在特制的固定器中。

3. 大鼠　捉拿、固定的方法基本上与小鼠相同。由于大鼠比小鼠牙尖性猛，不易用袭击的方式抓取，捉拿时较难一些，为防大鼠在惊恐或激怒时咬伤手指，实验者应带上棉手套或帆布手套，先用右手将鼠尾提起，放在粗糙物上，向后轻拉鼠尾，使其不动，再用左手拇、示指捏住头颈部皮肤，其余三指和手掌固定鼠体，使其头、颈、腹呈一直线（图 2－3），这时右手可做注射，若需进行手术，则应对大鼠进行麻醉后固定于手术台上。如需尾静脉取血或注射，可将大鼠放入固定盒内或用小黑布袋装大鼠，使其只露尾巴。

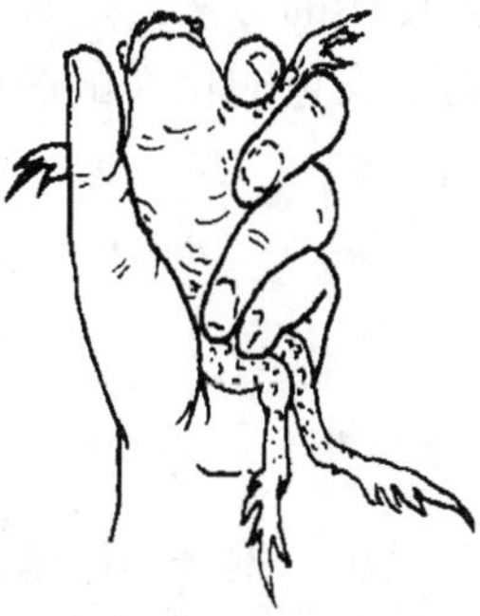

图 2-1 蟾蜍的捉拿与固定

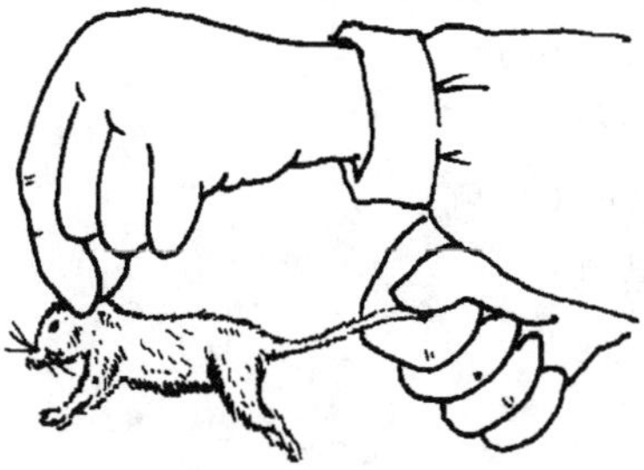

图 2-2 小鼠的捉拿方法

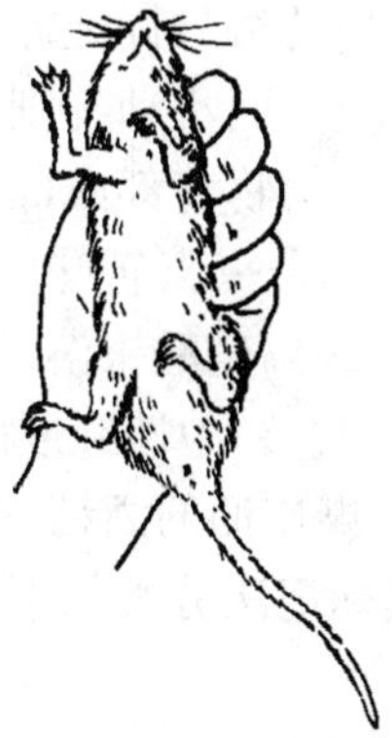

图 2-3 大鼠的捉拿方法

4. 豚鼠 豚鼠胆小易惊，性情温和，不咬人，抓取幼小豚鼠时，只需用双手捧起来，对体型较大或怀孕的豚鼠，先用手掌迅速扣住鼠背，抓住其肩胛上方，以拇指和示指环握颈部，另一只手托住其臀部（图 2-4）。

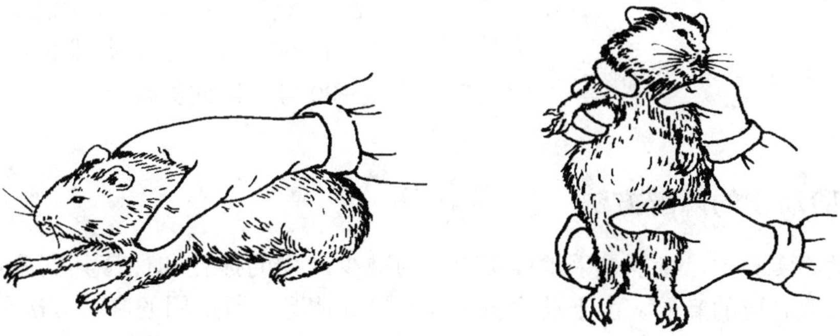

图 2-4 豚鼠的捉拿方法

5. 家兔 家兔比较驯服，一般不会咬人，但脚爪较尖，应避免抓伤。抓取时轻轻将兔提起，另一手托其臀部，使其躯干的重量大部分集中在该手上，然后按实验需要将兔固定成各种姿势（图 2-5）。注意抓兔时不要单提两耳，因为兔耳不能承受全身重量，易造成疼痛而引起挣扎，因此单提兔耳、捉拿四肢、提抓腰部和背部都是不正确的抓法。

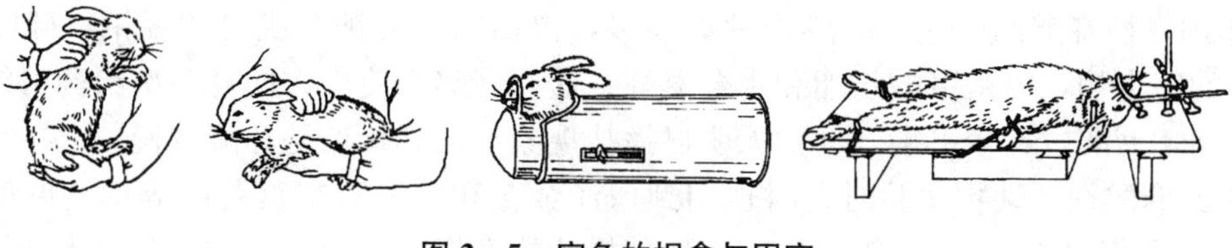

图 2-5 家兔的捉拿与固定

三、实验动物的编号

在动物实验时，常常需要编号分组，将动物做上不同的标记加以区别。标记的方法很多，常用的编号标记方法有染色法、挂牌法和烙印法。家兔等较大动物可用特制的号码牌固定于耳上，而小动物则常用染色法。染色法是药理学实验课中最常使用的方法，通常用化学试剂涂染动物背部或四肢一定部位的皮毛，代表一定的编号，常用于染色的化学试剂有：

1. 3%～5%苦味酸溶液（黄色）
2. 20%硝酸银溶液（咖啡色）
3. 0.5%中性红或品红溶液（红色）
4. 煤焦油的酒精溶液（黑色）

其标记法分类如下：

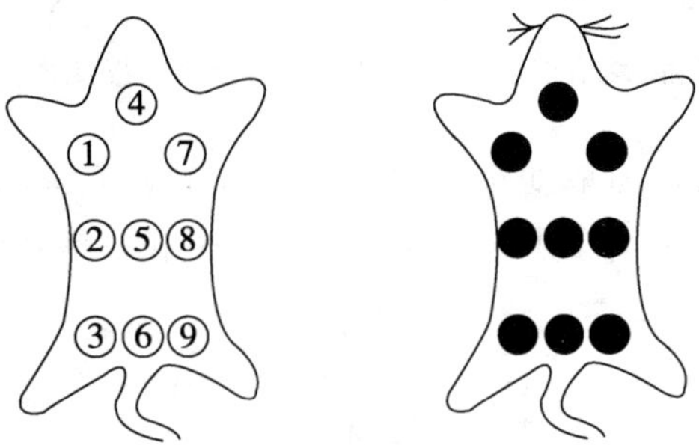

图 2-6　大鼠、小鼠标记法

1. 1～10 号标记法　编号的原则是先左后右，从前到后，如将动物背部的肩、腰、臀部按左、中、右分为九个区，从左到右标记 1～9 号，第 10 号不作标记（图 2-6）。

2. 10～100 号标记法　在上述编号的同一部位，用各种不同颜色的化学试剂擦上斑点，就可代表相应的十位数，例如涂上黄色的苦味酸代表 1～10 号，涂上红色的中性红代表11～20号，涂上咖啡色的硝酸银代表21～30 号，以此类推。

四、实验动物的麻醉方法

在一些动物实验中，特别是手术等实验，为减少动物的挣扎和保持其安静，便于操作，常需对动物采取必要的麻醉。由于动物属间的差异等情况，所采用的麻醉方法和所选用的麻醉剂亦有所不同。

（一）常用的麻醉剂

动物实验中常用的麻醉剂分为三类，即挥发性麻醉剂、非挥发性麻醉剂和中药麻醉剂。

1. 挥发性麻醉剂　这类麻药包括乙醚、氯仿等。乙醚吸入麻醉适用于各种动物，其麻醉量和致死量差距大，所以安全度也大，动物麻醉深度容易掌握，而且麻醉后苏醒较快。其缺点是对局部刺激作用大，可引起上呼吸道黏膜液体分泌增多，再通过神经反射可影响呼吸、血压和心跳活动，并且容易引起窒息，故在乙醚吸入麻醉时必须有人照看，以防止麻醉过深而出现上述情况。

2. 非挥发性麻醉剂　这类麻醉剂种类较多，包括巴比妥钠、戊巴比妥钠、硫喷妥钠等巴比妥类的衍生物，氨基甲酸乙酯和水合氯醛。这些麻醉剂使用方便，一次给药可维持较长的麻醉时间，麻醉过程较平衡，动物无明显挣扎现象。但其缺点是苏醒较慢。

3. 中药麻醉剂　动物实验时有时也用到像洋金花和氢溴酸东莨菪碱等中药麻醉剂，但由于其作用不够稳定，而且常需加佐剂麻醉效果才能理想，因而，多数实验室不选用这类麻醉剂进行麻醉。

（二）动物的麻醉方法

1. 局部麻醉　局部麻醉一般应用 0.5%～1.0%盐酸普鲁卡因注射。眼、鼻、咽喉、黏膜表面麻醉可 2%盐酸可卡因溶液滴入，数秒钟后即可出现麻醉。

2. 全身麻醉　吸入法：将蘸有乙醚的棉球放入内有动物的玻璃罩内，麻醉后取出动物，适于小鼠、大鼠短时间麻醉。乙醚易燃易爆，使用时应避火。

腹腔和静脉给药麻醉法：非挥发性和中药麻醉剂均可用于腹腔和静脉注射麻醉，操作简便，是实验室最常采用的方法之一。腹腔给药麻醉多用于大鼠、小鼠和豚鼠，较大的动物如兔、狗等则多用于静脉给药进行麻醉。由于各种麻醉剂的作用长短以及毒性的差别，所以在腹腔和静脉麻醉时，一定要控制药物的浓度和注射量（详见附录 2）。

3. 麻醉注意事项

（1）静脉注射必须缓慢，同时观察肌肉紧张性、角膜反射和对皮肤夹捏的反应，当这些活动明显减弱或消失时，立即停止注射。配制的药液浓度要适中，不可过高，以免麻醉过急；但也不能过低，以减少注入溶液的体积。

（2）麻醉时需注意保温。麻醉期间，动物的体温调节机能往往受到抑制，出现体温下降，可影响实验的准确性。此时常需采取保温措施。

（3）慢性实验时，在寒冷冬季，麻醉剂在注射前应加热至动物体温水平。

五、实验动物的取血方法

血液循环于全身，机体的生理、生化改变均会在血液中有所表现，因此检查血样是药理学实验的重要手段之一，取血是药理学实验的基本技术。

1. 小鼠和大鼠

（1）尾尖取血：将鼠装入固定箱内，露出鼠尾，置于 40～50℃温水中浸泡或用二甲苯涂擦，使尾静脉充血后，剪去尾尖，血即流出。本法适用于采取少量血样，如血象检查。

（2）球后静脉丛取血：用左手抓住鼠颈背部皮肤，置桌面上，示指轻按眼球后使眼球轻度突出，眼底球后静脉丛淤血。右手取一特制玻璃吸管或注射器的粗钝针头，沿着内眦眼眶后壁刺入，轻轻转动，血液自动进入吸管或针头，用干棉球轻按内眦片刻止血。应用本法可反复取血。

（3）断头取血：剪去鼠头或剪断一侧颈总动脉，收集自颈部流出的血液。本法适于实验结束时取血。

2. 豚鼠　心脏取血：将动物仰卧固定，以左手拇指在胸骨一侧、示指及中指于胸骨另侧固定心脏，在心尖搏动最明显处将连有注射器的 7 号针头于胸壁垂直刺入胸腔，当持针手感到心脏在搏动时，再稍刺入即进入心脏，见血自行流进注射器，固定针头，抽出血液，拔出针头。取血时，针头宜直入直出，勿在胸腔内左右探索。本法适用于较大量的取血，一次可取血多至 3～5ml，但短时间内不宜再次穿刺取血，以免心脏损伤严重而致死。

3. 家兔

（1）耳缘静脉取血：局部去毛，用电灯照射加热或用酒精棉球涂擦，使静脉扩张，再以石蜡油涂擦耳缘，以防流出血液凝固或不成滴。用粗针头将静脉刺破或刀切小口后让血自然滴入已放抗凝剂的试管中，也可用注射器抽取已流出成滴的血液，取血毕用干棉球压迫取血处止血，可反复采血。

（2）心脏取血：同豚鼠的心脏取血。

（3）动脉取血：以 30mg/ml 戊巴比妥钠 1ml/kg 静脉注射将兔麻醉，仰卧位固定于兔手术台上，剪去颈部毛，行颈部正中切口 3cm，钝性分离各层组织。于气管一侧暴露颈总动脉，仔细分离，结扎远心端，近心端用动脉夹夹住。用眼科剪刀将动脉剪一“V”形切口，插入细尼龙管并用线活结固定，松开动脉夹，向试管内放血。取血毕夹紧动脉夹，取下细尼龙管冲洗后重新插入备用。本法适用于麻醉动物反复多次时取血及大量取血。

4. 狗　静脉取血：可经前肢皮下头静脉或后肢小隐静脉取血。剪毛后，用橡皮带扎紧肢体向心端，手指固定静脉将注射器针头刺入取血。

六、实验动物的手术

在体动物实验中由于需要，要给动物手术。常见的手术包括：颈总动脉插管术、心脏插管术、气管插管术、股静脉插管术、胆管插管术、输尿管插管术及膀胱插管术等，主要为了采集血样、尿样等标本以及监测内脏的生理活动变化。具体手术步骤参见各实验部分。

手术中常用的器械有：手术刀、粗剪刀、线剪、眼科剪刀、中镊子、小镊子、血管钳、止血钳、持针器、手术针线等，要在教师指导下学会正规使用。

第二节　实验药品及给药方法

一、实验药品的剂型

动物实验中常用药品的剂型有：水溶液、油溶液、乳剂及混悬液，其中以水溶液最为方便、常用，根据需要用蒸馏水或生理盐水加入定量药品配制。

二、实验药品的浓度表示法

1984 年《中华人民共和国法定计量单位使用方法》中规定，法定计量单位以国际单位制（SI）单位为基础，同时选用了一些非 SI 的单位构成。质量以“千克（kg）”为基本单位，可用 kg 的因数如克（g）、毫克（mg）、微克（μg）等。物质的量以“摩尔（mol）”为基本单位，可用毫摩尔（mmol）、微摩尔（μmol）等。体积以“升（L）”为单位，可用毫升（ml）、微升（μl）等。凡已知分子量的物质的浓度应以“摩尔浓度（mol/L）”为主要单位，可用 mmol/L、μmol/L 等。允许采用如 g/L、mg/ml 等表示浓度，以前常用的百分浓度和比例浓度不宜应用，克当量浓度废止。药品的剂量可用 g/kg、mg/kg、ml/kg 等表示。

三、实验药品的配制及保存

配制水溶液，应事先正确计算所需容量及配方。配制时要准确称取或吸取实验药品放入容量瓶中，加入少量溶剂（蒸馏水或生理盐水）溶解，然后加入溶剂至刻度，必要时调节 pH。配好后移入洁净的、大小合适的试剂瓶中，贴上标签（写明药品全名、浓度及配制时间）。如该溶液中药品性质稳定不分解，可置冰箱 2～8℃保存备用。遇光分解的药品要避光保存。若药品易分解，必须现用现配。如果某药品要配制多个浓度，可用上法配制一高浓度药品，然后稀释配出所需浓度的药品。

药品配好后为便于查对及以后参考，应立即写好配药记录，包括药品全称、来源、批号、规格、生产厂家及配制过程。

四、实验动物给药方法

给药是药理学实验的基本操作技术，必须熟练掌握。

1. 给药方式　给药有两种方式：体外给药及体内给药。

（1）体外给药：在离体实验中，将药品直接准确地加入试管或离体器官浴管中。

（2）体内给药：常用的给药途径包括灌胃（ig）、静脉注射（iv）、肌内注射（im）、皮下注射（sc）、腹腔注射（ip）及静脉滴注。

2. 注射器的使用　注射器有 50ml、30ml、20ml、10ml、5ml、2ml、1ml 及 0.25ml 等规格，注射用针头有 7 号、6 号、5 号及 4 号等规格，实验时应选择合适的规格。安装针头前应检查注射器是否损坏或抽动困难，针头是否有尖或尖弯，安装针头要紧密，以免脱落或进气。针头斜面要与注射器刻度在同一平面，以便于使用。

抽取药品前应核对药品标签无误，取下试剂瓶盖，将盖内面向上放置以免污染药品。左手拿起试剂瓶（标签向掌心以免污损）适当倾斜，右手持注射器，将针头插入液面下，抽取药品，盖上试剂瓶放回原处。抽药后注射器内若有气泡，应针头向上，轻轻弹动针筒使气泡上移，然后将其排出。注射器的持法主要有针头向前（适于 iv、sc、ip）及针头向下（适于 im）两种。

3. 给药量的计算　实验设计时必须确定给药剂量、配制浓度及给药容积。

（1）给药量的确定：适当的给药剂量得自实践经验，可首先查找有关文献，了解前人的经验，如能查到即可进行预试以确定该剂量是否合适以及如何调整剂量。如查不到治疗剂量但能找到半数致死量（LD_{50}），可先用 LD_{50} 的 1/5～1/3 剂量进行预试。如查不到待试动物的剂量，但已知其他动物或人用剂量时可进行换算。换算时不可简单地按动物的体重进行，宜按单位体重所占体表面积的比值（简称体表面积比值）进行换算（参见附录 3）。

（2）药品配制浓度的确定：根据给药剂量及某一给药途径的最适给药容量进行计算。例如，已知戊巴比妥钠静脉注射麻醉家兔的适当剂量为 30mg/kg，又知家兔静脉注射时的最适给药容量为 1ml/kg，所以戊巴比妥钠宜配成 30mg/ml 的浓度。

（3）给药容积的计算：如已确定给药剂量及药品浓度，则可计算出给药容积。例如：在离体器官实验中，已确定加药剂量是使浴管中药物的浓度为 10^{-7}mol/L，又确定药品配制浓度为 10^{-5}mol/L，设浴管内营养液容积为 0.02L，问需向浴管内加入多大容积的药品？计算时设加药容积为 V，则有

$$\frac{10^{-5}\times V}{0.02}=10^{-7}，V=0.0002L=0.2ml$$

4. 常用实验动物的给药方法

（1）蛙、蟾蜍的给药方法：蛙的皮下有数个淋巴囊（图 2-7），一般多选腹部淋巴囊给药。注射时将针头从蛙大腿上端刺入，经大腿肌层入腹壁肌层，再浅出进入腹壁皮下，即进入淋巴囊，然后注入药液。

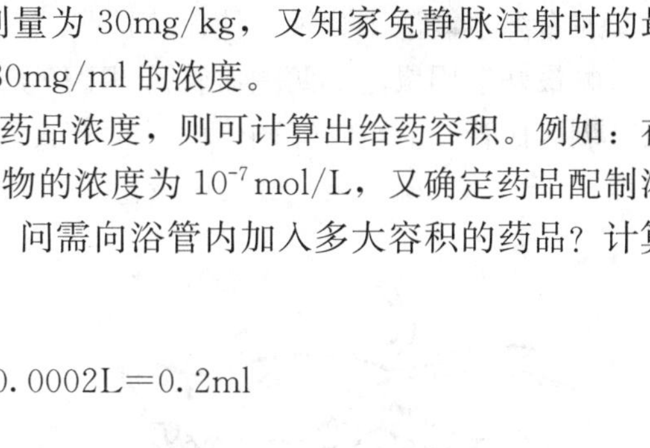

图 2-7　蛙的皮下淋巴囊

（2）小鼠的给药方法

灌胃：以左手抓小鼠，腹部朝灌胃者，颈部拉直，右手将带有灌胃管的注射器，自口

角插入口腔，紧沿上腭进入食管。若动物安静、呼吸无异常、口唇无发绀现象，即可将药注入（图 2-8）。灌胃量一般 0.1～0.25ml/10g，最大剂量每只 1ml。

皮下注射：抓鼠同前，注射部位为背部两侧皮下（图 2-9）。注射针头以 5 号为宜，剂量一般 0.05～0.20ml/10g。

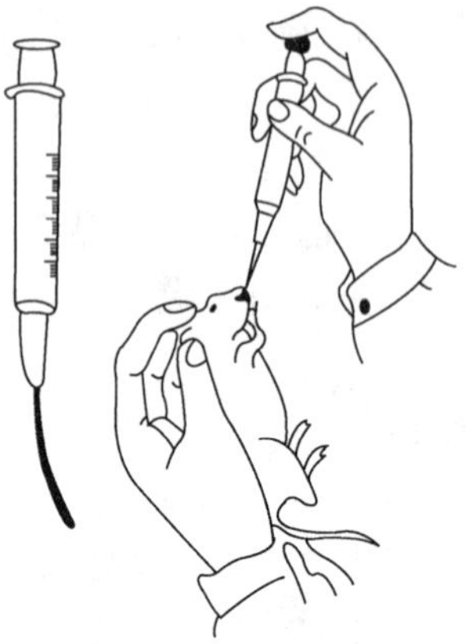

图 2-8　小鼠灌胃法

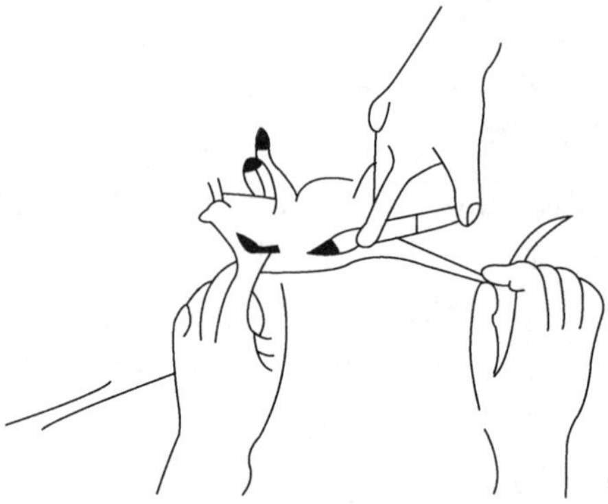

图 2-9　小鼠皮下注射法

肌内注射：小鼠固定同前，针头刺入小鼠的后肢外侧部肌肉。剂量一般不宜超过 0.1ml。

腹腔注射：左手抓鼠，右手持注射器（5 号针头）以 45°角从下腹左侧或右侧，朝头部方向刺入（避开膀胱），针头最好先刺入皮下，再刺入腹腔，进针部位不宜过高、过深，避免损伤内脏。剂量一般 0.1～0.25ml/10g，最大剂量每只 1ml（图 2-10）。

尾静脉注射：将小鼠置于特制的固定筒内，使鼠尾部露在外面，用 70%乙醇涂擦或 40℃左右温水浸泡半分钟，使血管扩张，左手拉住尾尖部，右手持注射器，选择扩张明显的血管（最好选用鼠尾部两侧血管），用 4 号针头注射。如推注有阻力，局部变白，表明针头没有刺入血管，应重新穿刺。注射时应从尾末端开始，失败后可在刺点上方重新进行。剂量一般 0.1～0.25ml/10g，最大剂量每只 0.8ml（图 2-11）。

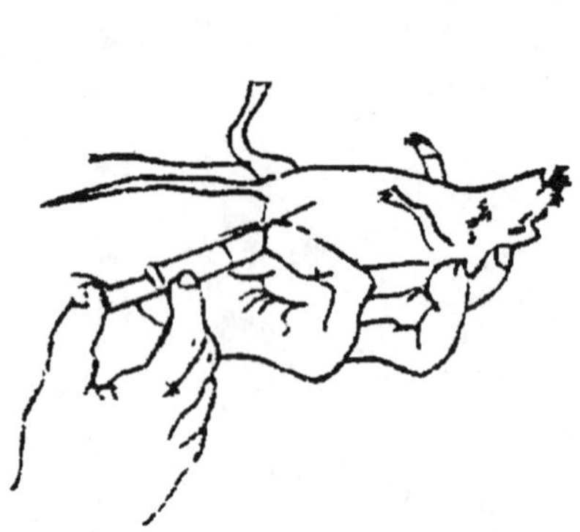

图 2-10　小鼠腹腔注射法

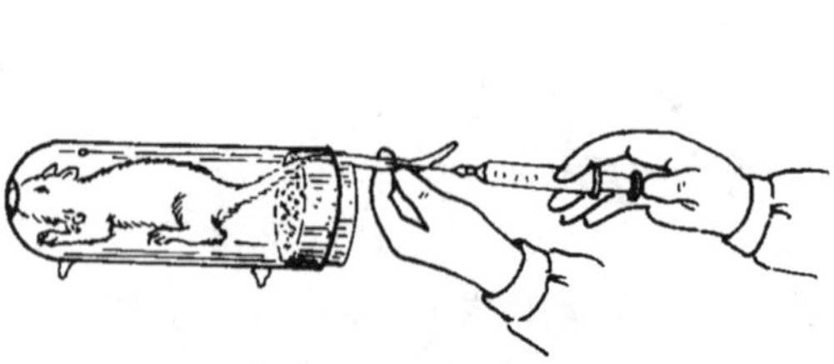

图 2-11　小鼠尾静脉注射法

（3）大鼠的给药方法

灌胃：左手抓鼠，右手持灌胃器，方法基本同小鼠。剂量一般 0.3～0.5ml/100g，最大剂量每只 2ml。

皮下注射：抓鼠同前，注射部位为背部两侧皮肤。剂量一般 0.2ml/100g，最大剂量每只 1ml。

肌内注射：方法基本同小鼠，注射量一般每侧 0.15ml，最大剂量每只 0.4ml。

静脉注射：成年大鼠静脉注射比较困难，幼鼠静脉注射，可采用尾静脉，方法基本同小鼠。注射量一般 0.5～1ml/100g，最大剂量每只 4ml。

（4）家兔的给药方法

灌胃：如用兔固定箱，一人可操作。右手将木制开口器横插家兔口内，压住舌头，并固定之。将兔头部抬起，使颈部拉直。如无固定箱要二人合作。取 8 号导尿管从开口器中部小孔插入食管 15cm 左右，将导尿管外端放入一杯水中，如不见气泡表示导尿管插入胃内，可将药液慢慢注入，最后注入少量空气，使导尿管内残存药液全部注入胃内，将导尿管慢慢抽出，再取出开口器（图 2－12）。服药前应先禁食为宜。给药量一般 5～10ml/kg，最大剂量每只 40ml。

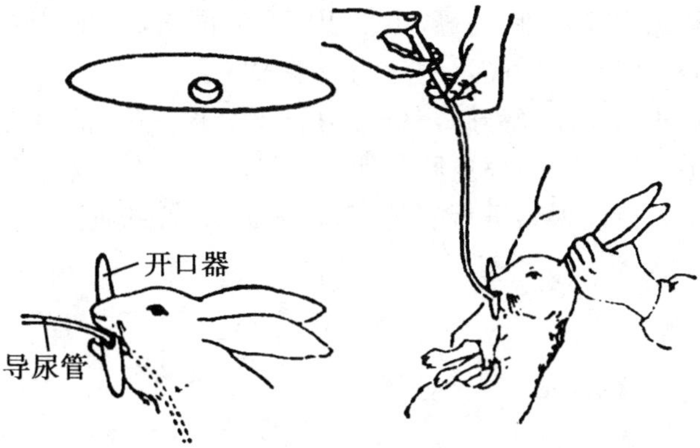

图 2－12　家兔灌胃法

静脉注射：一般采用兔耳壳外缘静脉注射（图 2－13），用乙醇棉球涂擦静脉处皮肤，用左手拇指和中指捏住兔的耳尖部，示指垫在兔耳注射部位下面，右手持注射器用 6 号或 5 号针头将药液注入血管（图 2－14）。如需多次快速给药，可插入头皮针固定。注射量一般 0.2～2.0ml/kg，等渗药液 5～10ml/kg。

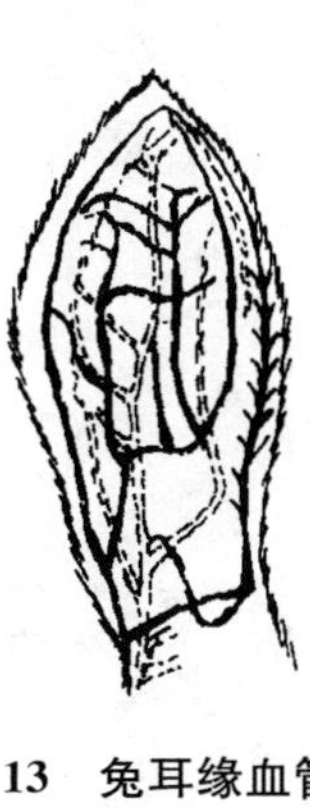

图 2－13　兔耳缘血管分布

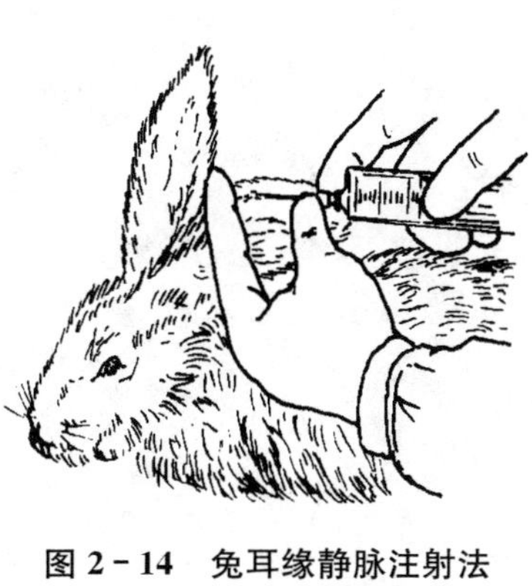

图 2－14　兔耳缘静脉注射法

皮下注射：家兔的皮下注射多在背部两侧进行，最好选用5～6号针头，注射量0.1～1.0ml/kg。

肌内注射：因家兔后肢的股四头肌较发达，是肌内注射的主选部位之一。注射方法是左手将兔一侧后肢拉直，右手持注射器在肌肉处给药。针头选用6～7号，注射量0.5～1.0ml/kg。

腹腔注射：注射部位为家兔腹部两侧，左手提起皮肤，右手持注射器向头颈方向刺入腹腔，刺入部位不能太高，避免损伤内脏。一般选用6～7号针头，注射量0.5～1.5ml/kg。

（5）猫的给药方法：常用皮下注射、肌内注射及腹腔注射，方法基本同家兔。如麻醉后需多次静脉注射给药可行股静脉插管术。

（6）狗的给药方法

皮下注射：狗皮下注射的主要部位是颈部皮肤，该部位皮肤较薄，血管分布丰富，给药量一般为0.2～0.5ml/kg。针头可选用6～7号。

肌内注射：肌内注射方法同家兔，给药量相应增大。

灌胃：对清醒的动物比较困难，一般可采用麻醉后灌胃，方法基本同兔灌胃法，但应选用粗灌胃管，注射时必须将头部抬高，避免药液溢入气管。

静脉注射：最常选用后肢小隐静脉，也常用前肢皮下头静脉。小隐静脉由外踝前侧走向外上侧，剪去该部位毛，用乙醇涂擦皮肤，使血管显露。一人捏紧注射肢体的上端，阻断血流，使静脉充盈。另一人持注射器进行静脉穿刺，刺入血管见血液回流放松肢体上端，固定好注射针头，将药液注入。

（于　森　袁　莉）

第三章　药物制剂与处方学

第一节　药物的制剂与剂型

按照药典或处方配制成的具有一定规格的药物制品称为制剂。制剂除应保证含量准确、均匀稳定、便于应用和贮存外，还应具有较高的生物利用度。制剂的形态称剂型，可以根据药物的性质和用药目的的不同，将药物制成各种适宜的剂型，以便充分发挥疗效，减少不良反应。

常用剂型按形态分为固体剂型、半固体剂型、液体剂型和气雾剂等。近些年来，一些新的剂型，包括药物载体制剂，如微型胶囊、脂质体、微球剂、磁性微球、前体药物制剂、膜剂等不断用于临床。下面主要介绍一些常用的药物剂型。

一、常用剂型

1. 固体剂型

（1）片剂（tablet）：是将药物与赋形剂混合后经压制而成的片状制剂，具有制造、保存、携带、分发与服用均方便的优点。片剂一般在胃液中崩解并开始吸收，是临床应用最多的一种制剂。根据需要，片剂还可制成下列不同类型：

多层片：外层为速释部分药物，内层为缓释部分药物，如多酶片。

肠溶片：在片剂外层包有耐酸的肠溶包衣，能完整地通过胃部到达肠内再崩解，如乙酰水杨酸肠溶片。

植入片：经灭菌处理后埋藏于皮下，起长效作用，如睾丸素植入片。

含毒药的外用片剂：应着色，并压制成能与内服片剂明显区别的片型。

（2）胶囊剂（capsule）：将药物装入硬胶囊或软胶囊内制成，如吲哚美辛胶囊。

（3）散剂（powder）：是由一种或多种药物均匀混合而制成的干燥粉末状制剂，供内服或外用，如冰硼散。

（4）颗粒剂（granule）：是将药物制成干燥颗粒状的内服剂，如四环素颗粒剂。近年来，以中草药为原料，根据汤剂的特点，创制出一种颗粒性散剂，用时加水冲服，故又称冲剂，如板蓝根冲剂。

（5）丸剂（pill）：将药物细粉（多为中草药，100 目以上）或药物提取物加适量的黏合剂或辅料制成的圆球型固体制剂。黏合剂可用蜂蜜、水、米糊或面糊。所制成的丸剂分别称为蜜丸、水丸、糊丸，如银翘解毒丸。

2. 半固体剂型

（1）软膏剂（ointment）：药物加入适宜基质（凡士体、液体石蜡、羊毛脂等）制成的外用制剂，如氢化可的松软膏。供眼疾使用的为眼膏剂，如红霉素眼膏。

（2）硬膏剂（plaster）：是将药物溶解或混合于半固体的黏性基质中，涂于敷背材料中，贴于皮肤上的外用制剂。中药制剂中的硬膏剂称为膏药，如骨健灵贴膏。

（3）栓剂（suppository）：是药物与适宜基质混合制成的专供塞入人体不同腔道使用的

一种软性制剂。其重量和形状因用途不同而有差别。如肛门栓剂是圆锥形，重约 2g。

（4）浸膏（extract）：是将药物浸出液浓缩后的粉状或膏状固体剂型。除特别规定外，浸膏的浓度每 g 相当于 2～5g 原生药，如颠茄浸膏。

3. 液体剂型

（1）溶液（solution）：一般为非挥发性化学药物的澄明水溶液，供内服或外用。如 10%氯化钾溶液（内服），4%硼酸溶液（外用）。

（2）注射液（injection）：是药物的灭菌溶液或混悬液。具有疗效迅速、剂量准确的优点，适用于不宜口服的药物以及急症或不能口服用药的患者。有的药物在溶液中不稳定，则以其灭菌的干燥粉末封装于安瓿中，称为粉针剂，临用时配成溶液，如青霉素 G 钠盐。

（3）合剂（mixture）：是多种药物配制成的透明或混悬的水性液体制剂，供内服，如胃蛋白酶合剂。

（4）糖浆剂（syrup）：是含有药物、药材提取物或芳香物质的近饱和蔗糖水溶液，如小儿止咳糖浆。

（5）酊剂（tincture）：是生药或化学药品用乙醇萃取或溶解而制成的澄清液体制剂，如复方樟脑酊。

（6）乳剂（emulsion）：是指互不相溶的两种液体（如油类药物和水），经过乳化剂处理，制成均匀而较稳定的乳状液体，如鱼肝油乳剂（供内服用）。目前尚有脂肪乳剂可供静脉注射用。

4. 气雾剂型

气雾剂（aerosol）：是指药物与抛射剂（液化气体或压缩气体）一起装封于带有阀门的耐压容器内的液体制剂。使用时借助于气化的抛射剂增加容器内压力，当阀门打开后，能自动将药液以极细的气雾（颗粒直径一般在 10μm 以下）喷射出来。患者吸入药物直达肺部深处，能即刻发挥作用，如异丙肾上腺素气雾剂。

二、新剂型

1. 缓释剂（retarder）　将药物制成小的颗粒，分作数份，少数不包衣为速释部分，其他分别包上厚薄不同的包衣为缓释部分。取上述颗粒以一定比例混合，制成各种剂型。服用后药物按包衣厚薄不同，在需要时间内依次释药，不断发挥疗效，减少或避免药物浓度的“峰谷”波动。

2. 控释片（controlled release tablet）　一般先把药制成片芯，然后，在片芯外面包上一定厚度的半透膜，再采用激光技术在膜上打若干小孔。患者服用后，药片与体液接触，水从半透膜进入片芯，使药物溶解，当药片内部的渗透压高于外部时，药物便从小孔中徐徐流出，能控制药物释放速度，使药物较平稳地持续发挥疗效。

3. 泡腾片（effervescent tablet）　它与普通片剂的不同之处，就在于它还含有泡腾崩解剂，当泡腾片放入饮水中之后，在泡腾崩解剂的作用下，即刻产生大量气泡（二氧化碳），使片剂迅速崩解和融化。泡腾片剂崩解快速、服用方便、起效迅速，生物利用度高，能提高临床疗效。泡腾片特别适用于儿童、老年人以及吞服药丸困难的患者，经过调味后的泡腾片，口味更佳，良药不再苦口，使患者更乐于接受。由于崩解产生的大量泡沫增加了药物与病变部位的直接接触，更好地发挥其疗效作用，所以泡腾片还用于口腔或阴道疾病等的防治用药。

4. 微型胶囊（microcapsule）　药物被包裹在囊膜内制成微小的无缝胶囊，外观呈粒状或圆珠形，直径 5～400μm、囊心可以是固体或液体药物，包裹材料是高分子物质或共聚物，如氯乙烯醇、明胶及乙基纤维素等。微型胶囊的优点在于可防止药物的氧化和潮解，控制囊心药物的释放，以延长药效，如维生素 A 微囊。

5. 脂质体（liposomes）　是将药物包封于类脂质双分子层形成的薄膜中间所制成的超微型球状载体制剂。脂质体广泛用作抗癌药物载体，具有增强定向性，延缓释药、控制药物在体内分布及血液清除率等特点。

6. 微球剂（microspheres）　是一种用适宜的高分子衬料与药物制成的凝胶微球，微球的粒径很小（1～3μm），经常混悬于油中。微球对癌细胞有一定的亲和力，能够浓集于癌细胞周围，特别对淋巴系统具有指向性，如 5 -氟尿嘧啶微球剂。

7. 前体药物制剂（pro - drug preparations）　是将一种具有药理活性的母体药物，导入另一种载体形成一种新的化合物，在人体内经过生物转化，释放出母体药物而显疗效。如潘生丁磷酸腺苷酸是潘生丁（双嘧达莫）与嘌呤核苷酸生物结合成的分子化合物，在消化道中吸收好，增强了潘生丁的护冠作用，而且也加强了核苷酸对心肌作用。

8. 膜剂（药膜 sheet）　是将药物溶解于或混悬于多聚物的溶液中，经涂膜、干燥而制成。按给药途径分为口服膜剂（如安定膜剂），眼用膜剂（如毛果芸香碱眼用膜剂），阴道用膜剂（如避孕药膜），皮肤、黏膜外用膜剂（如冻疮药膜）等。膜剂是近年国内外研制应用的一种新剂型，具有体积小、重量轻以及便于携带和贮存的优点。

第二节　处方学

一、处方的意义

处方（prescription）是医师写给药剂师的书面通知，指示取何种药物和剂量，以及调配方法和服用方法。因此，处方是医师和药师共同对患者负责的一项重要的书面文件。凡是由于开写处方或配制、发药的差错而造成的医疗事故，处方便是重要的证据之一，借以确定医师或药师应负的法律责任。为了正确开写处方，医师不仅应具有丰富的临床医学知识，而且要通晓药物的药理作用、毒性、剂量、用法、配伍禁忌以及药剂学等方面的知识。

二、处方的结构与书写要求

一般医疗单位都有印好的统一处方笺，便于应用和保存，开处方时只需把应写的项目填好即可。完整的处方可分作 6 部分，其排列顺序如下：

1. 处方前项　包括医院全名、患者的姓名、年龄、性别、住院号或门诊号、处方日期等。

2. 处方头　处方上常印有“R”或“Rp”符号，系拉丁文“Recipe”的简写，意为“请取”。

3. 处方正文　这是处方的主要部分，包括药物的名称、剂型、规格和数量。如果一张处方开写两种或两种以上的药物，则每种药物均应另起一行书写。药品数量一律用阿拉伯数字表示，药量应写在各药的后面，纵横对齐。处方中的药量单位一律按药典规定的公制单位开写。固体或半固体药物以 g 或 mg 为单位，液体药物以 ml 为单位，其他单位如国际单位（IU 或 U）等。小数点前如无整数，必须加零，如 0.5，以免出错。

4. 配制法　完整处方开完药物后，还要写明调配方法。简单处方没有这一项。

5. 用法　是告诉患者用药的方法，通常以 sig 或 S. 标志（拉丁文 signa 或 signature 的缩写）。内容包括：每次用量、给药途径、给药时间、给药次数等。如为口服，可省去给药途径；饭后服用，可省去给药时间。除每次用量外，其余各项常用外文缩写表示。一般药物以开 3 天量为宜，最多不超过 7 天量（慢性病或特殊情况可适当增加）。限剧药总量一般不超过 2 日极量。麻醉成瘾药品一般不超过 3 日用量，并应单独以专用处方笺（红色）书写。如果病情需要超过限用量或极量时，医师在剂量或总剂量旁边加示惊叹号，如 3.0!，并在此总剂量处盖章或签名，以示负责。

6. 医生签名（或盖章）　医生写完处方应仔细检查一遍，保证无误再签名，然后交给患者。

书写处方时，字迹要工整、清楚。不得用铅笔书写。急诊处方须立即取药者，一般用急诊处方笺书写，或在处方左上角加"急!"字。需做过敏试验的药物应注明"皮试!"。写完处方应仔细核对保证无误，并向患者做适当说明后交给患者（或护士）到药房取药。药师有责任检查处方，如发现错误，有权退还医师改正。确认无误后，才能进行配制和发药，并在处方笺上签名。

过去，在开写处方时常用拉丁文，即处方的 3、4 项用拉丁文开写。其中制剂名称均用单数属格。现在则常用英文开写，当然，也有用中文书写的。至于用哪种文字书写，各医疗单位常有自己的规定。

三、处方类型及处方实例

处方类型主要有完整处方和简化处方两大类。考虑到当前国内的实际情况，这里只介绍简化处方，简化处方是开写已经制成各种剂型的药物，在处方正文中，药物的名称、剂型、规格、用量一行即可写完，并将第 4 项的配制方法省略。简化处方目前又可分为单量处方和总量处方两类。

1. 单量处方　有些药物剂型每次用量独立可分，如片剂，每片单量是一定的。注射剂、胶囊剂亦然。此类处方的通式是：

剂型及药名　单量×总个数（片、支等）

用法：每次用量　给药途径　给药时间　给药次数

举例：

(1) 四环素片　0.25×16

　　S　每次 0.5　每 6 小时一次

(2) 青霉素 G　40 万单位×6

　　S　皮试阴性后，一次肌注 40 万单位，每日二次

(3) 盐酸肾上腺素注射剂　1mg×1

　　S　立即皮下注射 1mg

2. 总量处方　有些药物剂型每次用量需从总量中取出，处方时制剂后应写总量，如溶液剂、糖浆剂、酊剂、软膏剂等。此类处方的通式如下：

剂型及药名　浓度-总需要量　（浓度也可写在药名前面）

用法：每次用量　给药途径　给药时间　每日次数

举例：

（1）胃蛋白酶合剂　100ml

S　每次 10ml　每日三次

（2）氯化钾溶液　10%- 100ml

S　每次 10ml　每日三次

3. 极量处方　指药物用量超出极量时开写的处方，既可见于单量处方中，又可见于总量处方中，因此未将其算为一类。与上述两类处方的区别是：医师在剂量或总剂量旁边加示惊叹号，表示我认为病情需要超过极量，并在此总剂量处盖章或签名，以示负责。如：

阿托品注射液 2mg×5

S　立即静脉注射 10mg!

4. 简易处方　在实际工作中，在医院内部取得共识的前提下，有时会以较为简单的方式书写处方，省略掉正式处方中的某些部分，现举例如下：

（1）住院长期医嘱：只写药名（和剂型）、每次用量、给药途径、（给药时间）、给药次数。

如：青霉素 G　40 万 U

im　b. i. d.

（2）住院临时医嘱或门诊病历：较住院长期医嘱增加一项用药天数。

如：氯化钾溶液　10%- 10. 0

t. i. d. ×3

（3）一次性多药混合注射给药：分行写出所用各药的药名（和剂型）、用量后，在右侧画一斜线，然后写出给药途径和/或使用说明。

如：葡萄糖 5%- 500ml

庆大霉素　16 万 U/iv gtt

四、书写处方的注意事项

1. 字迹工整清楚，不得涂改。

2. 药量中小数点必须清楚、准确。小数点前如无整数，必须加零，如 0.3；整数后如无小数，应加小数点和零，如 3.0，以示准确。

3. 一次处方量一般不超过 3 天，剧毒药不超过 1 天，慢性病需长期用药者可适当放宽。每日或每次剂量一般不得超过药典规定的极量，如病情需要，必须超过极量时，可在剂量后加惊叹号，如 5.0!，医生在此剂量后另行签名，表示有意使用，药房则照处方发药。

4. 一张处方同时用两种以上的药物时应考虑有无配伍禁忌。

5. 急症处方一般用急诊处方笺书写或在处方笺左上角加写“急!”或“Stat!”字样。

五、处方常用缩写字

处方常用缩写字见表 3－1。

表 3-1 处方中常用拉丁文缩写字表

分类	缩写字	中文意义	分类	缩写字	中文意义
药物制剂	Tab	片剂	给药次数及给药时间	q. d	每日一次
	Caps	胶囊		b. i. d	每日二次
	Loz	喉片		t. i. d	每日三次
	Pil	丸		q. i. d	每日四次
	Gran	颗粒剂		q. o. d	隔日一次
	Amp	安瓿		q. 3. d	三日一次
	Inj	注射剂		q. h	每小时一次
	Sol	溶液		q. 4. h	每四小时一次
	Emul	乳剂		q. 6. h	每六小时一次
	Extr	浸膏		q. 8. h	每八小时一次
	Syr	糖浆		q. m	每晨
	Tr	酊剂		a. m	上午
	Dec	煎剂		p. m	下午
	Ung	软膏		q. n	每晚
	Ocul	眼膏		H. S.	睡前
	Lot	洗剂		A. C.	饭前
	Mixt	合剂		St	立即
	Nabula	滴鼻剂		s. o. s	必要时
	Ol	油剂		A. S. T	皮试后
	Past	糊剂			
	Pulv	散剂			
	Supp	栓剂			
剂量单位	gtt	滴	给药途径	im	肌注
	iu 或 u	国际单位		iv	静注
	q. s.	适量		iv gtt	静滴
	g. 或 gm.	克		p. o	口服
	mg.	毫克		i. p	腹腔注射
	ml.	毫升		Pr	灌肠
	μg (mcg)	微克		s. c	皮下注射

（柳玉萍　于　森）

第四章　药理学总论实验

实验一　药物的基本作用

【目的】

通过本实验了解药物的兴奋作用与抑制作用，局部作用与吸收作用。

【器材】

2ml、5ml 的注射器各 1 支，5 号、6 号针头各 1 个，普通剪刀 1 把，大针头 1 个，台式磅秤 1 台。

【药品】

5%盐酸普鲁卡因溶液、2.5%硫喷妥钠溶液。

【动物】

兔（体重 1.5～2kg）。

【方法】

取兔 1 只，称其体重，先观察其正常活动情况，如四肢站立和行走姿态，并用大头针刺其后肢，看其有无痛觉反射。然后在一侧坐骨神经周围（将兔作自然俯卧式，在尾部坐骨与股骨头间摸到一凹陷处）注入 5%盐酸普鲁卡因 2ml/kg（100mg/kg），先注入半量，观察给药的后肢有无运动和感觉障碍。等局部作用明显后（2～3min）再将剩下的半量药液注入肌肉。等出现明显中毒症状（惊厥），立即由耳静脉注射 2.5%硫喷妥钠至肌肉松弛为止（约 0.5ml/kg）。

【讨论】

根据本实验所看到的结果分析药物的基本作用。

1. 哪些表现是药物的局部作用？哪些是药物的吸收作用？
2. 药物的兴奋作用与抑制作用表现在哪里？
3. 普鲁卡因的选择作用表现在哪些方面？
4. 哪些是治疗作用？哪些是不良反应？
5. 有没有看到药物的拮抗作用？

实验二　药物剂量对药物作用的影响

【目的】

1. 观察不同剂量的药物对药物作用的影响。
2. 掌握小白鼠的捉拿法和腹腔注射法。

【器材】

调剂天平 1 台、1ml 注射器 3 支，针头 3 个、大烧杯 3 个。

【药品】

2%水合氯醛溶液、苦味酸溶液。

【动物】

小白鼠 3 只。

【方法】

取小白鼠 3 只，称其体重后，涂色标记。观察各鼠的正常活动后，分别腹腔注射 2%水合氯醛溶液 0.05ml/10g、0.15ml/10g、0.3ml/10g。给药后分别置于大烧杯中，观察其活动有何变化？记录作用发生的时间和症状，并比较三鼠有何不同？

（此实验也可用 0.2%苯甲酸钠咖啡因溶液 0.2ml/10g、0.5%溶液 0.2ml/10g、2%溶液 0.2ml/10g 分别腹腔注射后，观察其活动的变化。）

【结果】

鼠号	体重	药物和用量	用药后反应

【讨论题】

1. 三鼠的反应有何不同？为什么？
2. 了解药物的安全范围有何重要意义？

实验三　给药途径对药物作用的影响

方法一

【目的】

1. 观察不同给药途径对药物作用的快慢和强弱的影响。
2. 掌握家兔的捉拿法、肌内注射和耳静脉注射法。

【器材】磅秤 1 台、5ml 注射器 1 支、针头 1 个。

【药品】5%异戊巴比妥钠溶液、苦味酸溶液、乙醇棉球。

【动物】家兔 2 只。

【方法】取家兔 2 只，称体重后染色编号，观察其正常活动、翻正反射和呼吸情况。以 5%异戊巴比妥钠溶液 1.0ml/kg 的剂量，分别由甲兔肌内注射和乙兔耳静脉注射后，观察两兔翻正反射的消失时间和对呼吸抑制的程度有无不同？

【结果】

兔号	体重	药物和用量	给药途径	翻正反射消失时间	呼吸抑制程度
甲			肌注		
乙			静注		

【讨论题】两兔作用不同的原因是什么？临床用药时，同一药物在不同的给药途径时，为什么应用的剂量也不同？

方法二

【目的】

1. 观察不同给药途径对药物作用的影响。

2. 掌握小白鼠的灌胃和肌注法。

【器材】

调剂天平 1 台、lml 注射器 1 支、针头 l 个、小白鼠灌胃器 1 个、大烧杯 2 个。

【药品】

10％硫酸镁溶液、苦味酸溶液。

【动物】

小白鼠 2 只。

【方法】

取小白鼠 2 只，称重标记后，观察其正常活动，以 10％硫酸镁溶液 0.2ml/10g 的剂量，分别由甲鼠肌注和乙鼠灌胃后，各置于一烧杯内，观察两鼠的反应有何不同？

【结果】

鼠号	体重	药物和用量	给药途径	给药前情况	给药后反应
甲			肌注		
乙			灌胃		

【讨论题】

1. 两鼠反应不同的原因是什么？

2. 临床上硫酸镁口服和注射时的用途有何不同？为什么？

实验四　肝功能对药物作用的影响

【目的】

1. 观察肝功能损伤时对药物作用的影响。

2. 熟悉家兔的灌胃法。

【器材】

磅秤 1 台、家兔开口器 1 个、5ml 注射器 2 支、针头 2 个、导尿管 l 根。

【药品】

3％异戊巴比妥钠溶液、四氯化碳。

【动物】

家兔 2 只。

【方法】

取健康家兔 2 只，称其体重，甲兔于实验前 24h 给予四氯化碳 l～1.5ml/kg 灌胃，以破坏部分肝细胞造成肝功能损伤。实验时，甲、乙两兔分别由耳静脉注射 3％异戊巴比妥钠溶液 1.0ml/kg，记录给药时间，观察其活动情况，并记录翻正反射的消失和恢复，比较两兔有何不同？

【结果】

兔号	体重	实验前用药	3%异戊巴比妥钠溶液	翻正反射消失时间	翻正反射恢复时间	麻醉维持时间
甲		四氯化碳灌胃				
乙						

【讨论题】

为什么肝功能损伤的家兔，用异戊巴比妥钠麻醉时间延长？这在临床用药上有何意义？

实验五　药物的协同作用和拮抗作用

【目的】

1. 观察药物间的协同作用和拮抗作用，以了解联合用药药物作用的相互影响。
2. 练习小白鼠的捉拿和腹腔注射法。

一、药物的协同作用

【器材】

烧杯、托盘天平、1ml 注射器、干棉球。

【药品】

0.03%氯丙嗪溶液、麻醉乙醚、生理盐水。

【动物】

小白鼠 2 只。

【方法】

取小白鼠 2 只，称其体重并编号，观察正常活动后，分别放入倒置的大烧杯内，甲鼠腹腔注射 0.03%氯丙嗪溶液 0.1ml/10g；乙鼠腹腔注射生理盐水 0.1ml/10g 做对照。30min 后，将各浸有 1ml 麻醉乙醚的棉球分别放入烧杯内，并记录时间，观察并比较两鼠出现麻醉状态的时间，待麻醉后立即将鼠取出，观察二鼠恢复的情况。

【结果】

鼠号	体重	药物及药量	给乙醚后的反应	恢复情况
甲				
乙				

此实验也可用 0.5%苯巴比妥溶液 0.1ml/10g 代替氯丙嗪溶液。

二、药物的拮抗作用

【器材】

大烧杯、托盘天平、1ml 注射器、干棉球。

【药品】

2%苯甲酸钠咖啡因溶液（2%安钠咖啡溶液）、麻醉乙醚、2.5%异戊巴比妥钠溶液。

【动物】

小白鼠。

【方法】

取小白鼠 1 只，称其体重，观察其正常活动后，腹腔注射 2%安钠咖啡溶液 0.2ml/10g，当小白鼠出现惊厥时，立即放入置有麻醉乙醚棉球的倒置大烧杯内，使之吸入乙醚，待小白鼠惊厥停止后，再腹腔注射 2.5%异戊巴比妥钠溶液 0.1ml/20g（因麻醉乙醚抗惊厥作用快而时间短，异戊巴比妥钠抗惊厥作用出现慢而维持时间较长，合用以免小白鼠因麻醉乙醚作用消失后再发生惊厥），观察结果如何？

【结果】

记录小白鼠依次给药后的表现情况。

【讨论题】

何谓协同作用？何谓拮抗作用？有何临床意义？试举出临床常见的协同、拮抗药物应用的实例。

实验六　磺胺甲基异噁唑药动学参数的测定

【目的】

测定磺胺甲基异噁唑（SMZ）单次快速静脉注射后在家兔体内的药动学参数。

【原理】

结构中含对氨基苯磺酰胺类药物在酸性环境中可与亚硝酸钠起重氮反应，产生重氮盐。该盐在碱性环境中与酚类化合物（如麝香草酚）起偶联反应，形成橙红色的偶氮化合物。反应过程如下：

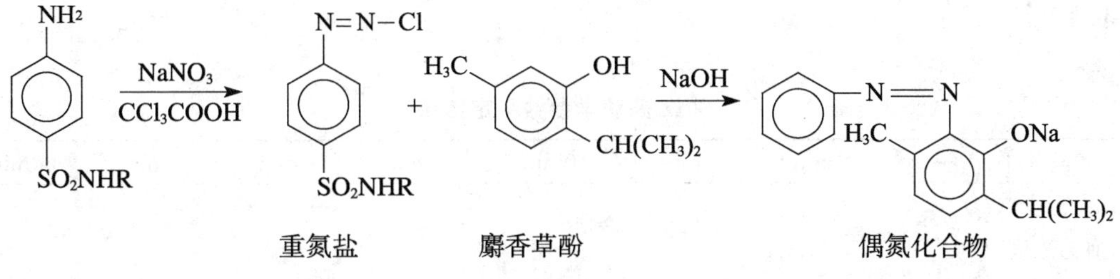

偶氮化合物颜色的深浅与磺胺药的浓度相关。通过测定其光密度，即可推算出药物浓度。

【器材】

752 连续式分光光度计、普通离心机、婴儿秤、兔手术台、手术器械、5ml 离心管、5ml 试管、2ml 吸量管、注射器（5ml、lml）、试管架、粗天平、吸球、玻璃铅笔、纱布、滤纸、计算器。

【药品】

20μg/ml 磺胺甲基异噁唑标准液、100mg/ml 磺胺甲基异噁唑标准液、75mg/ml 三氯醋酸溶液、5mg/ml 亚硝酸钠溶液、5mg/ml 麝香草酚溶液、500U/ml 肝素生理盐水溶液、30mg/ml 戊巴比妥钠溶液。

【动物】

家兔，体重 2～3kg。

【方法】

1. 标记试管　取 5ml 离心管 8 支，5ml 试管 16 支，用玻璃铅笔分别标记“0”“1”“2”“3”“4”“5”“6”“7”。

2. 加入三氯醋酸　取标记好的离心管，在各管中分别加入 75mg/ml 三氯醋酸溶液 3.8ml。

3. 麻醉固定动物　取健康家兔 1 只，称重，自耳缘静脉注射 30mg/ml 戊巴比妥钠溶液 1ml/kg，麻醉后将兔仰卧位固定于手术台上。

4. 药前取血　剪开颈部皮肤，暴露颈外静脉。用 1ml 注射器（先用 500U/ml 肝素生理盐水溶液冲洗），由颈外静脉取血 0.2ml，放入“0”号离心管，混匀。

5. 给药　自耳缘静脉注射 100mg/ml 磺胺甲基异噁唑溶液 0.2ml/kg（20mg/kg），计时。

6. 药后取血　于药后 1min、5min、10min、15min、30min、45min、60min 同 4 法取血，分别放入“1”至“7”号离心管中，混匀。

7. 离心　将离心管放入离心套管中，两两配平后，对位放入离心机中、以 1500r/min 离心 5min，停转后取出离心管。

8. 取上清液　将上清液从离心管移至对应的 5ml 试管中。

9. 制备标准管　另取一支试管，加入 20μg/ml 磺胺甲基异噁唑标准液 1.5ml。

10. 显色　用 2ml 吸量管分别吸取各管的上清液 1.5ml（应逐管更换吸量管）放入对应的试管中。用 1ml 加液器向各试管（包括标准管）中加入 5mg/ml 亚硝酸钠溶液 0.5ml，混匀后再加入 5mg/ml 麝香草酚溶液 1ml，再混匀。

11. 比色　以“0”号试管液调零，于 525nm 波长处用 GD272 连续式分光光度计测定“1”至“7”号试管及标准管液的光密度（D）。

【结果】

SMZ 药动学参数测定结果

标准管	1min	5min	10min	15min	30min	45min	60min
光密度（*D*）							
血药浓度（*C*）	20						
对数浓度（log*C*）							

1. 根据下列公式求出各时间（*t*）的血药浓度，并求出 log*C*。

$$样品管浓度（\mu g/ml）=\frac{样品管光密度}{标准管光密度}\times 标准管浓度$$

2. 以时间为横坐标，浓度为纵坐标，在半对数纸上绘制 SMZ 的药-时曲线，确定其房室模型。

3. 以 log*C* 对 *t* 作直线回归，得方程：

$$\log C = a + bt$$

4. 计算药动学参数K、Co、$t_{1/2}$、Vd、CL。

公式：$Co=\log^{-1}a$　$K=-2.303b$

$t_{1/2}=0.693/K$、$Vd=Xo/Co$（Xo为用药量）

$CL=Vd \cdot K$

【注意事项】

1. 取血方法也可用颈动脉放血或耳缘静脉取血法。
2. 取血及各种液体的量要准确。
3. 将血样加到三氯醋酸试管中应立即摇匀，否则易出现血凝块。
4. 每加一种试剂后必须立即混匀，所加试剂的次序不得颠倒，否则影响结果。
5. 血药浓度计算也可根据另行做出的标准曲线方程求得。

实验七　药物半数致死量（LD_{50}）的测定

【目的】了解药物半数致死量（LD_{50}）测定的意义、原理，掌握半数致死量的测定方法和计算过程。

【原理】LD_{50}是指在一群动物中能使半数动物死亡的剂量。由于实验动物的抽样误差，药物的致死量对数值大多在50%质反应的上下呈正态分布。在这样的质反应中药物剂量和质反应间呈S型曲线，S型曲线的两端处较平，而在50%质反应处曲线斜率最大，因此，这里的药物剂量稍有变动，则动物的死或活的反应出现明显差异，所以测定半数致死量能比较准确地反映药物毒性的大小。

LD_{50}的测定方法很多，较为常用的有寇氏法、简化概率单位法、序贯法和Bliss-Finney法。由于寇氏法常用，并有计算简便，结果较准确等特点，故本实验采用寇氏法。

【器材】

小鼠笼、天平、注射器（1ml）、电子计算器。

【药品】

戊巴比妥钠溶液、苦味酸。

【动物】

小鼠60只，体重18～24g，实验前禁食12h，不禁水。

【方法】

1. 实验前要预先拟定好逐次实验的药物剂量（D），相邻两剂量按等比安排，即相邻两个剂量的对数差是相等不变的。如表中的剂量对数差（r）是1.25。
2. 随机将小白鼠分为6组，每组10只，♂♀各半，称重后用苦味酸标记。
3. 给药　分别将配制好的等比稀释液按0.2ml/10g由腹腔注射给药。
4. 观察记录　观察并记录给药后的动物反应，记录动物死亡数，计算每组死亡率。观察时间可根据药物作用的快慢而定，直到小鼠不再因药物作用死亡为止，一般观察24h，作用快者可观察10～30min。

【结果】

汇集全班结果填入表内，并按下列公式求LD_{50}。

$$LD_{50}=\lg^{-1}[X_m-I(\sum P-0.5)]$$

X_m=最大剂量的对数值；I=相邻两组比值的对数（lgr），r=1.25；

P=各组死亡率；$\sum P$ = 各组死亡率总和。

戊巴比妥钠 LD_{50} 测定结果记录表

组别	剂量（D）（mg/kg） r=1.25	lg D	动物数（n） （只）	死亡数（F） （只）	死亡率%（P） （F/n）
1	120	2.08	10		
2	96		10		
3	76.8		10		
4	61.44		10		
5	49.152		10		
6	39.3216		10		

【注意事项】

1. 本实验为定量毒性试验，要求较高的准确性，在实验过程中要做到动物分组随机、给药剂量准确无误。药物称量、配制及给药的准确程度是本实验成功与否的关键。

2. 动物种类、体重范围、给药途径、实验观察时间等因素对 LD_{50} 的测定结果都有影响，在报告中应加以标明。

3. 改良寇氏法也可用于半数有效量（ED_{50}）的测定，此时质反应指标不是动物的死亡和存活，而是动物有效与无效。

【讨论题】

1. 测定 LD_{50} 的意义是什么？

2. 寇氏法测定 LD_{50} 的实验设计有哪些要求？

3. 寇氏法测定 ED_{50} 是否可行？

实验八　戊巴比妥钠半数有效量（ED_{50}）的测定

【目的】

测定戊巴比妥钠腹腔注射对小鼠催眠作用的 ED_{50} 值。

【原理】

戊巴比妥钠为巴比妥类镇静催眠药，用适当剂量给小鼠腹腔注射后产生的催眠效应，常用翻正反射的消失来判断。该指标仅有阳性（催眠）和阴性（不催眠）两种现象，属于质反应。

质反应量效曲线的横坐标为对数剂量，而纵坐标采用阳性反应发生的频数时，一般为常态分布曲线。如改用累加阳性频数为纵坐标时，可以得到标准 S 型曲线。该曲线的中央部分（50%反应处）接近一条直线，斜度最大，其相应的剂量也就是能使群体中半数个体出现某一效应的剂量，通常称为半数效应量。如效应为疗效，则称半数有效量（ED_{50}）；如效应为死亡，则称为半数致死量（LD_{50}）。这些数值是表达药物作用强度的重要参数。

测定 ED_{50} 和 LD_{50} 的方法基本一致，只是所观察的指标不同。前者以药效为指标，后者以动物死亡为指标，本书仅以 ED_{50} 测定为例。常用的测定方法有 BliSS 法（正规概率单位法），litchfield - Wilcoxon 概率单位图解法，Kareber 面积法，孙瑞元改进的 Kaerber 法（点斜法）及 Dixon - Mood 法（序贯法）等。其中孙氏改进的 Kaerber 法因其简捷性和精确性更为常用。

孙氏改进的 Kaerber 法的设计条件是：各组实验动物数相等，各组剂量呈等比数列，各组动物的反应率大致符合常态分布。若以 X_m 为最大反应率组剂量的对数，i 为组间剂量比的对数，P 为各组反应率，P_m 为最高反应率，P_n 为最低反应率，n 为实验组数，则：

$$ED_{50} = \lg^{-1}[X_m - i(\sum p - 0.5)i/4(1 - P_m - P - P_n)] \tag{1}$$

含 0%及 100%反应率时，

$$ED_{50} = \lg^{-1}[X_m - i(\sum p - 0.5)] \tag{2}$$

$$ED_{50}\text{ 的 }95\%\text{ 可信限} = \lg^{-1}(\lg ED_{50} \pm 1.96 \cdot S) \tag{3}$$

其中

$$S = i\sqrt{\frac{\sum p - \sum p^2}{n-1}} \tag{4}$$

【器材】

小鼠笼、托盘天平、0.5ml 或 0.25ml 注射器。

【药品】

戊巴比妥钠溶液 2.00mg/ml、2.40mg/ml、2.89mg/ml、3.47mg/ml、4.16mg/ml、5.00mg/ml。

【动物】

小鼠 60 只，体重 18～24g。

【方法】

1. 确定给药剂量　先以少量动物做预试验，以获得小鼠对戊巴比妥钠催眠反应率为 100%的最小剂量（ED_{100}）和反应率为 0%的最大剂量（ED_0）。然后在此剂量范围内，按等比数列分成几个剂量组（一般 4～8 组），各组剂量的公比（r）为：

$$r = \sqrt{(n-1)ED_{100}/ED_0}$$

求得 r 后，自第一剂量组（ED_0）开始乘以 r，可得相邻的下一个组的剂量。若共分为 6 个组，各组剂量分别为 ED_0、$r \cdot ED_0$、$r^2 \cdot ED_0$、$r^3 \cdot ED_0$、$r^4 \cdot ED_0$、$r^5 \cdot ED_0$。

2. 给药　取体重 18～24g 的健康小鼠 60 只，可查随机数字表，随机分为 6 个组，每组 10 只。按下表所列的各组给药浓度分别腹腔注射 10ml/kg。

3. 记录结果　以翻正反射消失为入睡指标，观察药物的催眠效应，记录各组腹腔注射后 15min 内的睡眠鼠数，填入下表。

【结果整理】依下表所列，分别计算各组 p 和 p^2。再按（1）或（2）式计算 ED_{50}，（3）及（4）式计算 ED_{50} 的 95%可信区间。

戊巴比妥钠 ED_{50} 计算用表

组别	鼠数	药物浓度（mg/ml）	剂量（mg/kg）	对数剂量	催眠鼠数	p	p^2
1	10	2.00	20.0	1.3010			
2	10	2.40	24.0	1.3806			
3	10	2.89	28.9	1.4602			
4	10	3.47	34.7	1.5389			
5	10	4.16	41.6	1.6194			
6	10	5.00	50.0	1.6990			
Σ							

【注意事项】

1. 若用 50 只小鼠，随机分为 5 个剂量组进行实验，各组动物可参照 20mg/kg、25mg/kg、31mg/kg、39mg/kg、49mg/kg 给药。（药物浓度为 2.45mg/ml、1.96mg/ml、1.57mg/ml、1.25mg/ml、1.00mg/ml）以 20ml/kg 腹腔注射。

2. 随机分组时，可先称各小鼠体重，将体重相同小鼠放一笼，分别做好标记。再按确定组数查随机数字表分组，使各组平均体重及体重分布尽可能一致。

3. 本实验为定量实验，注射药量必须准确。给药后要仔细观察药物反应，但不可过多地翻动小鼠，以免影响实验结果。

【讨论题】

何为 ED_{50}、LD_{50}、治疗指数？有何临床意义？

（柳玉萍　赵　辉）

第五章　传出神经系统药物实验

实验九　传出神经药物对瞳孔的影响

【目的】

1. 观察毛果芸香碱和阿托品对瞳孔的影响，分析它们的作用机制，并联系其临床应用。

2. 练习家兔的捉拿、滴眼及量瞳方法。

【器材】

兔固定器、量瞳尺、剪刀、手电筒。

【药品】

1%硝酸毛果芸香碱溶液、1%硫酸阿托品溶液。

【动物】

家兔。

【方法】

取家兔1只，用兔固定器固定，剪去两眼睫毛，于适当强度的光线下用量瞳尺测量并记录两眼瞳孔直径（以mm表示）再用手电筒照射眼睛，观察瞳孔对光反射是否存在。然后用手指将下眼睑拉成杯状并压住鼻泪管（防止药液流入鼻泪管及鼻腔），向左右两眼分别滴入1%硝酸毛果芸香碱溶液及1%硫酸阿托品溶液各3滴，各待约一分钟后将手放开，任药液自溢。滴药15min后，在光照强度与用药前一致的条件下，再测两眼瞳孔直径与对光反射，并记录之，比较用药前后之不同。

【结果】

兔眼	用药前	药物	用药后
	瞳孔直径（mm）对光反射		瞳孔直径（mm）对光反射
左		硝酸毛果芸香碱	
右		硫酸阿托品	

【讨论题】

1. 试述拟胆碱和抗胆碱药如何分类，其作用机制如何？

2. 对去神经眼，分别滴加毛果芸香碱和毒扁豆碱药液，试问两药对瞳孔各有什么影响？为什么？

实验十　药物对腺体分泌的影响

【目的】

观察毛果芸香碱和阿托品对腺体分泌的影响并分析其作用机制及临床意义。

【原理】

腺体上存在的受体主要是M受体，当其兴奋时，腺体分泌增加。毛果芸香碱为M受体激动药，可致腺体（尤其是唾液腺和汗腺）分泌增多；阿托品为M受体阻断药，可拮抗ACh和毛果芸香碱对M受体的激动作用而使腺体分泌减少。

【器材】

家兔固定箱、兔开口器、灌胃导尿管、注射器、量筒、漏斗。

【药品】

65g/L乌拉坦生理盐水、10g/L硫酸阿托品溶液、1g/L硝酸毛果芸香碱溶液、生理盐水。

【动物】

家兔2只。

【方法】

1. 取家兔2只，称重编号。分别用65g/L乌拉坦生理盐水10ml/kg灌胃（可产生镇静作用，且补充了水分，有利于唾液分泌）。15min后，甲兔耳缘静脉注射硫酸阿托品2mg/kg（按0.2ml/kg给药）；乙兔静注生理盐水（0.2ml/kg）。给药后15min，甲、乙两兔再分别静注毛果芸香碱0.2mg/kg（按0.2ml/kg给药）。

2. 甲、乙两兔分别放置在兔固定箱内，在兔嘴下各放一漏斗和量筒。收集由嘴角滴下的唾液，比较两兔用药后10min、20min、30min的唾液量。

【结果】

将药物对家兔唾液的影响记录到下表

兔号	药物		唾液分泌量（ml）		
	首次	15min后	10min	20min	30min
甲	硫酸阿托品	硝酸毛果芸香碱			
乙	生理盐水	硝酸毛果芸香碱			

【讨论题】

阿托品抑制腺体分泌的作用机制及临床意义。

实验十一　药物对离体兔肠的作用

【目的】

利用十二指肠或上段空肠，观察乙酰胆碱、阿托品及氯化钡对兔肠平滑肌的作用。

【原理】

离体兔肠平滑肌在适当的条件下可保持较长时间的节律性收缩。根据受体在肠平滑肌中分布的特点，可观察药物的作用，并可借助工具分析其作用原理。

【器材】

恒温水浴、双层浴管、张力换能器、BL-420生物机能实验系统、多用电源插座、电子稳压器、铁支架、双凹夹、弹簧夹、L型钩、球胆（或加氧泵）培养皿、缝线、1g重物、烧杯、20ml量筒、螺旋夹、0.25ml注射器、10ml注射器、手术器械一套、木棒、瓷盘。

【药品】

台氏液，1×10^{-3} mol/L 氯乙酰胆碱溶液，5×10^{-3} mol/L 硫酸阿托品溶液，1×10^{-1} mol/L 氯化钡溶液。

【动物】

家兔 1 只。

【方法】

1. 取制肠段标本　取空腹家兔 1 只，左手执髂上部，右手握木棰，猛击枕骨部致死。迅速开腹，剪取整个空肠及回肠上半段，迅速置于冷台氏液中，除去肠系膜，用台氏液将肠内容物冲洗干净，剪成长约 2cm 的小段，置盛有台氏液的培养皿内备用。多余肠管如不及时应用，可剪成数段，连同台氏液置于 4℃冰箱中保存，12h 内仍可使用。

2. 装于麦氏浴槽　在肠段两端用缝针各穿一线，将肠段的一端系在通气管的小钩上。将通气管连同肠段放入盛有 38±0.5℃台氏液的麦氏浴槽内（台氏液量 30ml），以双凹夹将通气管的另一端固定在铁支架上，使充满空气的球胆和通气管相连，微微开启球胆橡皮管上的螺旋夹，使球胆内的空气以每秒 2 个气泡的速度从通气管尖端的小孔逸出，供给肠肌氧气。

3. 标本联接及记录　肠段另端的一线系于张力换能器的小钩上，将换能头输出线与电源部分的输入插座相联，电源部分的输出线联接于 BL－420 生物机能实验系统记录仪。浴槽中的肠肌承受约 1g 的拉力。开动记录仪，记录一段正常收缩曲线，然后依次用药。

（1）加 0.001%氯乙酰胆碱溶液 0.1ml，结果如何？当肠段收缩明显时，立即加入。

（2）0.1%硫酸阿托品溶液 0.1ml，观察对肠段收缩的影响。收缩曲线下降到基线时再加入。

（3）0.001%氯乙酰胆碱溶液，剂量同（1），结果又如何？如作用不明显，接着追加。

（4）0.001%氯乙酰胆碱溶液 1ml，此时肠段有无收缩？观察 3min 后更换浴槽中的台氏液 3 次。

（5）0.002%肾上腺素溶液 0.2ml，观察对肠段的舒张，待作用明显后，用台氏液冲洗 3 次。

（6）0.3%普萘洛尔溶液 0.2ml，接触 2～3min 后，加入肾上腺素，剂量同（5），与首次用肾上腺素时的结果比较，有何不同？观察结果后用台氏液冲洗 3 次。

（7）加入 0.001%新斯的明溶液 0.2ml，当作用明显时，加入 0.1%硫酸阿托品溶液 0.1ml，观察对肠段收缩的影响。

【结果整理】

将描记的曲线图适当剪贴，标明题目、时间、地点、室温、实验者及主要条件（如肠段长度、气体、静止负荷、浴液容积、放大量程、走纸速度、加药标记等）并对实验结果做适当讨论。

【注意事项】

1. 注意控制浴槽的水温，调节肠肌的张力，否则均可影响肠段的收缩功能与对药物的反应。

2. 方法中的用药量以麦氏浴槽中有 30ml 左右的台氏液为准。如台氏液的容量有所改变，用药量亦相应调整。

【讨论题】

1. 使离体平滑肌保持其收缩功能需要哪些基本条件？

2. 试从受体学说分析阿托品对肠肌的作用，并讨论这些作用的临床意义。

3. 普萘洛尔阻断什么受体而拮抗肾上腺素的作用？

附：本实验既可用兔肠来做，也可用豚鼠肠来做，但两者稍有区别：

1. 兔肠的肌层较厚，通气最好用 95% O_2 +5% CO_2，用药后需多换几次台氏液，才能将药物洗去。豚鼠肠的肌层较薄，一般通气即可，洗去药物也较容易。

2. 兔肠的肌层较厚，收缩力较强，以加 1g 左右的负荷为宜。豚鼠肠的肌层菲薄，收缩力较弱，以加 0.5g 左右的负荷为宜。

3. 兔肠的腔道较宽，自发收缩也较多，剪成短段置于台氏液中后，其内容物可自动洗出。豚鼠肠常需用小心地向肠管内滴加台氏液的方法将其中的内容物洗出。

4. 兔的肠段自发活动较多，适宜于做观察药物对肠运动影响的实验。豚鼠肠段自发活动较少，基线稳定，适宜于做生物检定（特别是组胺）的实验。

实验十二　药物对麻醉动物动脉血压的影响

【目的】

观察传出神经系统药物对动物（兔）动脉血压的影响以及药物之间的相互作用，分析药物对受体的作用。

【原理】

传出神经系统药物通过作用于心脏和血管平滑肌上相应的受体产生心血管效应，导致动脉血压的变化。本实验通过观察肾上腺受体的激动药和拮抗药之间的相互作用，分析药物的作用机制。

【器材】

手术台、手术器械、动脉插管、动脉夹、头皮针、气管插管、压力换能器、BL-420 生物机能实验系统、注射器、纱布、丝线、玻璃分针。

【药品】

0.1mg/ml 盐酸肾上腺素溶液，0.1mg/ml 重酒石酸去甲肾上腺素溶液，0.05mg/ml 硫酸异丙肾上腺素溶液，10mg/ml 甲磺酸酚妥拉明溶液，500U/ml 肝素溶液，20% 乌拉坦溶液。

【动物】

兔（体重 2～3kg）。

【方法】

1. 麻醉固定动物，取兔一只，称重后，以乌拉坦 5ml/kg 经头皮针由耳缘静脉注射麻醉，针头固定留置，换肝素注射器，头皮针内充满肝素，麻醉后，仰卧位固定于手术台上。

（1）气管插管：剪去颈部毛，沿颈正中线切开皮肤 5～7cm，用止血钳沿颈正中线逐层分离皮下组织及肌肉，分离出气管，并做“⊥”形切口，插入气管插管并结扎固定。

（2）动脉插管：钝性分离一侧颈总动脉，注意不要损伤神经，将远心端用线结扎，近心端用动脉夹夹住，以阻断血流，结扎处与动脉夹之间的动脉长度愈长愈好，一般至少 3cm，在此段血管下穿线一条，以备插管插入后结扎用。用眼科剪刀在尽可能靠近远心端结扎处剪一“V”形口，向心方向插入与压力换能器相连并充满肝素溶液的动脉插管，并用线结扎固定。

2. 描记血压变化图形压力换能器连接于 BL－420 生物机能实验系统，调节好各项参数，描记正常血压曲线。

打开电脑，点击桌面上的 BL－420 图标，进入血压实验系统。先描记一段正常血压曲线，然后依次由耳缘静脉注射下列药物。观察给药后所引起的血压变化。待血压恢复原水平或平稳后，再给下一药物。每次给药后再立即推入生理盐水 2ml，以将余药冲入静脉内。

观察拟肾上腺素药对血压的作用及 α 受体阻断药对其作用的影响。

（1）0.1mg/ml 盐酸肾上腺素溶液 10μg/kg（0.1ml/kg）。

（2）0.1mg/ml 重酒石酸去甲肾上腺素溶液 10μg/kg（0.1ml/kg）。

（3）0.05mg/ml 硫酸异丙肾上腺素溶液 5μg/kg（0.1ml/kg）。

（4）10mg/ml 甲磺酸酚妥拉明溶液 2mg/kg（0.2ml/kg），缓缓注入。

（5）5min 后，依次重复（1）、（2）、（3）。

附：BL－420 系统记录血压步骤

1. 开机进入 BL－420 系统，依次选定“实验项目”“循环实验”“兔动脉血压调节”，打开动脉夹即可见少量血液冲入动脉插管，并随心搏而波动。

2. 调整时间常数 T，直流电变为交流电，适当调整增益 G，描记一段正常血压波形（以下操作中，不可再调整波形）。

3. 依次由耳缘静脉注射下列药物：

（1）经头皮针由耳缘静脉注入 0.1mg/ml 盐酸肾上腺素溶液 0.1ml/kg，再推入肝素少许，点击屏幕左下角，特殊实验标记区下拉按钮，选中“肾上腺素”，将光标移到图形上，在注肾上腺素的同时单击鼠标左键，做好标记，观察波形变化，待血压恢复正常。

（2）经耳缘静脉注入 0.05mg/ml 重酒石酸去甲肾上腺素溶液 0.1ml/kg，再推入肝素少许，并做标记，观察波形变化，待血压恢复正常。

（3）经耳缘静脉注入 0.05mg/ml 硫酸异丙肾上腺素溶液 0.1ml/kg，再推入肝素少许，并做标记，观察波形变化，待血压恢复正常。

（4）经耳缘静脉缓慢注入 10mg/ml 甲磺酸酚妥拉明溶液 0.2ml/kg，再推入肝素少许，并做标记。

（5）5min 后，重复（2）、（3）、（4）顺序同上。

4. 实验结束，剪辑打印。

（1）图形剪辑的操作步骤如下：

①在实时实验过程或数据反演中，按下“暂停”按钮使实验处于暂停状态，此时，工具条上的图形剪辑按钮处于激活状态，按下该按钮将使系统处于图形剪辑状态。

②对一段波形进行区域选择，可以只选择一个通道的图形或同时选择多个通道的图形。

③进行了区域选择以后，图形剪辑窗口出现，上一次选择的图形将自动粘贴进入到图形剪辑窗口中。

④选择图形剪辑窗口右边工具条上的退出按钮退出图形剪辑窗口。

⑤重复步骤①②③④剪辑其他波形段的图形，然后拼接成一幅整体图形，此时可以打印

或存盘，也可把这张整体图形复制到其他应用程序，如 Word、Excel 中。

（2）数据剪辑：按停止键，给文件命新名并保存文件。点击存贮数据反演找到文件确定后重新显示。点击数据剪辑剪刀，此时当前通道上出现一条竖线，移动鼠标将该竖线移至所需剪辑数据的起始点。按下鼠标左键确定起始点，此时屏幕上出现另一条竖线，移动鼠标，将该竖线移至所需数据的终点，按下鼠标左键。然后再点击数据剪辑刀，继续剪辑。剪辑完毕，按停止键，再起另一新名保存剪辑文件。新文件自动连接你所剪下的图形。点击存贮数据反演找到剪辑后文件名，重新显示，并打印结果。

【结果整理】

取下打印实验图，标记有关实验条件，分析图形变化原因；也可制定表格，将每次给药前后血压变化数值填入表中。

【注意事项】

1. 麻醉不要过量，试验过程中注意动物的呼吸等抑制状态。

2. 本实验用家兔进行，因家兔的耐受性较差，可能有些结果不很典型。

3. 实验中的剂量是按一般情况进行计算的，必要时可根据具体情况适当增减。

4. 实验结束后，动物可采用夹住气管窒息、静推空气栓塞等方法处死。及时将试验器械及套管冲洗干净以防堵塞。

5. 若选用大鼠，可用下列剂量：肾上腺素 30μg /kg、去肾上腺素 30μg/kg、异丙肾上腺素 7.5μg/kg、酚妥拉明 3mg/kg、普萘洛尔 1.5mg/kg、乙酰胆碱 5μg/kg、新斯的明 250μg/kg。

【讨论题】

1. 采用什么实验方法鉴别去甲肾上腺素、肾上腺素和多巴胺？

2. 采用什么实验方法鉴别普萘洛尔和酚妥拉明？

实验十三　有机磷酸酯类中毒及解救

【目的】

了解有机磷酸酯类中毒症状及其产生机制。观察阿托品、解磷定对有机磷酸酯类中毒的解救作用。

【原理】

有机磷农药（有机磷酸酯类）为持久性抗胆碱酯酶药，主要用作农业杀虫剂和化学战争毒剂。进入体内后能抑制胆碱酯酶活性，造成 ACh 在体内大量堆积而产生一系列中毒症状（包括 M 样、N 样及 CNS 症状）。阿托品为 M 受体阻断药，能迅速解除 M 样症状及部分中枢症状。碘解磷定为胆碱酯酶复活药，可恢复胆碱酯酶水解 ACh 的活性，并可直接与游离的有机磷农药结合成无毒的物质，从尿排出，从而解除有机磷酸酯类中毒症状。

【器材】

注射器（5ml、10ml）、针头 6 号、测瞳器、棉球。

【药品】

敌百虫乳剂、碘解磷定（PAM）、阿托品。

【动物】

家兔 2 只。

【方法】

(1) 取家兔 2 只，称重标号，分别观察并记录呼吸频率、瞳孔大小、唾液分泌、大小便、肌震颤及肌张力等。

(2) 2 只家兔均背部皮下注射敌百虫 8mg/kg（按 0.16ml/kg 给药），严密观察上述指标的变化情况。

(3) 待中毒症状明显后，甲兔耳缘静脉注射阿托品 2 mg/kg（按 2ml/kg 给药），乙兔先由耳缘静脉注射阿托品 2 mg/kg（按 2ml/kg 给药），继而注射解磷定 45mg/kg（按 1.8ml/kg 给药），观察并比较甲、乙兔解救后各项指标有何变化。

【结果】

兔号	药物	呼吸	瞳孔大小	唾液分泌	大小便	肌张力及肌震颤
甲	用敌百虫前					
	用敌百虫后					
	用硫酸阿托品后					
乙	用敌百虫前					
	用敌百虫后					
	用硫酸阿托品后＋解磷定					

【注意事项】

1. 注入敌百虫时，应将阿托品也预先抽好，并备好注射阿托品的耳缘静脉。

2. 阿托品要快速注入，以缓解危机的中毒症状；但解磷定注射要慢。

3. 一旦发现中毒症状立即解救。

4. 敌百虫制做中毒模型时，切勿污染皮肤，如不慎接触，应立即用自来水冲洗，但切记不能用碱性物（如肥皂），否则可转化为毒性作用更强的敌敌畏。

【讨论题】

1. 试述有机磷酸酯类中毒的机制及临床表现。

2. 有机磷酸酯类中毒时，阿托品能缓解什么症状？解磷定能缓解什么症状？为什么？

3. 为什么解救时先注入阿托品？阿托品和解磷定为何要联用？

病例讨论

1. 患者，男，54 岁。因右眼老年性成熟期白内障入院。在局麻下进行白内障手术摘除术。手术前一天晚滴 1%阿托品眼液 3 次，1～2 滴/次，滴药 0.5h 后，患者自觉口干，下腹部胀满感，欲解小便未成。查体：面部无潮红，右眼瞳孔扩大约 5mm，下腹部膀胱区胀满隆起，触之软，稍有波动感，即刻导尿 700ml。次日上午术前又滴 1%阿托品眼液 3 次，1～2 滴/次，滴药 0.5h 后患者又出现上次症状，再一次导尿 850ml，留置导尿管。术后当日晚导尿管自行滑出，患者能自行解小便。停用阿托品眼液，再没出现以上症状。

分析与讨论：

(1) 本病例诊断为阿托品眼液致尿潴留。

（2）分析本例阿托品眼液点眼致尿潴留的原因？

（3）阿托品常见的不良反应及禁忌证有哪些？

2. 患者，女，55 岁。一年来左眼肿胀伴同侧头痛 2 次，未经治疗自行缓解。因过度劳累，左眼剧烈疼痛伴头痛、恶心、呕吐、视物模糊急诊入院。检查：左眼视物不清，眼球充血，瞳孔散大，角膜雾状混浊，眼球指压坚硬如石，测眼压 7.19kPa（正常值 1.33～2.79kPa）。右眼基本正常，其他无异常。诊断为急性闭角型青光眼。治疗：左眼滴入 1%毛果芸香碱滴眼液，1 滴/次，1 次/5min，瞳孔缩小后，4 次/d。20%甘露醇注射液 250ml，1 次/6h 快速静滴。

分析与讨论：

（1）毛果芸香碱兴奋瞳孔括约肌 M 受体，瞳孔缩小使闭塞的前房角重新开放，改善房水循环。甘露醇快速静滴，使血浆渗透压升高，使眼球内液被引流出眼球外。两种药物同时应用可迅速降低眼内压，是防止青光眼恶化致盲的重要措施。

（2）哪些药物还可用于治疗青光眼？毛果芸香碱滴眼液滴眼时应注意什么？

3. 患者，女，62 岁。因突然寒战、高热住院，体温 40.6℃，脉搏 118 次/min，血压 11/6kPa，神志不清，经 X 线检查，确诊为肺炎伴休克。入院后，肌内注射青霉素及吸氧。静脉输入去甲肾上腺素，浓度为 20mg/L，80 滴/min，因血压仍不回升，将浓度增为 30mg/L，加用氢化可的松，36～46 滴/min，血压恢复正常，患者烦躁好转，心率 90 次/min。第 3 日患者自述两手发麻，发现双下肢静脉切开处皮肤大片呈暗红色，乃用普鲁卡因、酚妥拉明每天局部封闭 2 次，第 4 日发现双足 10 个末端趾节及右手 2～5 指、左手 2～4 指的末端指节均呈紫色，经热敷处理，指趾末端及双胫前皮肤缺血也无改善，且逐渐有所进展，第 6 日指趾末端形成典型干性坏死。

分析与讨论：

（1）本病例诊断为去甲肾上腺素引起四肢末端坏死。

（2）去甲肾上腺素引起末端肢体坏死的原因是什么？应用去甲肾上腺素时应注意些什么？

（3）静注去甲肾上腺素时，如发生外漏应采取哪些措施？

4. 患者，女性，35 岁。1h 前因与家人不和自服药水 100ml，家人发现后急送医院，途中患者出现腹痛、恶心并呕吐一次，入院主要临床表现为：神志不清，口吐白沫，全身闻及刺激性蒜臭味，皮肤湿冷。既往身体健康。查体：T：36.4℃，P：60 次/min，BP：132/76mmHg，瞳孔大小约 10mm，对光反射减弱。此患者被诊断为急性有机磷农药中毒。

分析与讨论：

（1）针对此患者的临床抢救治疗原则是什么？

（2）我们应采取什么抢救措施？选用什么药物抢救患者？

5. 患者，女，26 岁。因左踝部肿痛 3 天，局部见脓性分泌物入院诊治。入院查体：T：37.8℃，P：78 次/min，R：19 次/min，BP：110/70mmHg，一般情况好，心、肺、腹（-），查左踝部见一 3.5cm×3.5cm 大小红肿区，表面见脓性分泌物，局部有压痛。诊断为左足蜂窝炎。给予局部外用消毒杀菌药处理，并做青霉素皮试（-）后，给予青霉素 400 万 U 加 5%葡萄糖注射液 250ml 中静脉滴注，液体滴入 50ml 后患者突感呼吸困难、胸闷、心慌、四肢发凉，继之烦躁不安，神志不清。查体：T：37℃，P：85 次/min，R：30 次/min，BP：85/50mmHg，神志不清，叫之能应，口唇发绀，双肺（-），HR：85 次/min，四肢末梢凉，发绀。临床诊断为青霉素所致过敏性休克。

分析与讨论：

（1）针对此患者临床上应采取什么抢救措施？

（2）应选用什么药物抢救患者？为什么？

（3）如果是一心源性休克的患者，应选用什么药物抢救？为什么？

6. 患者，女，17岁。使用电烤锅不当致电击，急呼本院“120”急救，5min抵达现场，患者意识丧失，大动脉搏动消失，呼吸停止。立即进行标准心肺复苏术，心脏电除颤1次，心电监护提示室性心律，转送途中，继续给予患者以心脏按压，建立静脉通道，肾上腺素针1mg静脉注射，尼可刹米针0.375g，洛贝林针3mg静脉注射，安全抵达急诊科后，继续上述抢救，另开通道给0.9%生理盐水500ml加间羟胺、多巴胺各5支静脉滴注，15min后，患者恢复窦性心律及自主呼吸，住院10d，痊愈出院，随访1年，无任何后遗症。

分析与讨论：

（1）肾上腺素抢救心搏骤停的药理学基础？

（2）肾上腺素的临床用途及不良反应都有哪些？

（3）间羟胺、多巴胺的药理作用及临床用途是什么？

7. 患者，男，21岁。农民，主因双眼睑下垂、复视6个月，加重伴四肢无力2周收入院。患者缘于6个月前麦收时过度劳累后出现双侧眼睑下垂、复视，晨轻暮重，休息后减轻，劳累后加重。于某医院就诊，行新斯的明试验阳性，诊断为“重症肌无力”。

分析与讨论：新斯的明治疗重症肌无力的药理学基础是什么？

（李　琳　吴　航）

第六章　中枢神经系统药物实验

实验十四　普鲁卡因与丁卡因表面麻醉作用比较

【目的】

比较普鲁卡因与丁卡因表面麻醉作用差异，分析其原因，联系临床应用。

【器材】

兔固定器、剪刀。

【药品】

1%盐酸普鲁卡因溶液、1%盐酸丁卡因溶液。

【动物】

家兔。

【操作】

取家兔1只，用兔固定器固定，剪去睫毛后，用兔须触及其角膜，测试其正常的眨眼反射。然后用手指将下眼睑拉成杯状并压住鼻泪管，向左右两眼分别滴入1%盐酸普鲁卡因溶液与1%盐酸丁卡因溶液各3滴，各待约1min（轻轻揉动下眼睑，使药液与角膜充分接触）后将手放开，任药液自溢。滴药后定时测试两眼眨眼反射之有无或快慢，比较两眼有何差别。

【结果】

眼	用药前眨眼反射	药物	用药后眨眼反射					
			5min	10min	15min	20min	25min	30min
左		见盐酸普鲁卡因溶液						
右		见盐酸丁卡因溶液						

【注意事项】

1. 刺激角膜用的兔须，前后及左右两眼应用同一根的同一端，刺激强度力求一致，且兔须不可触及眼睑，以免影响实验结果。

2. 药物在两眼结合膜囊内停留的时间长短应一致，并注意使药液充分接触角膜上部。

3. 若在滴眼后不同时间刺激角膜，尚可观察药物表面麻醉的作用持续时间。

实验十五　普鲁卡因与丁卡因毒性比较

【目的】

1. 比较普鲁卡因与丁卡因的毒性大小，并联系临床应用。

2. 练习小白鼠的捉拿及腹腔注射方法。

【器材】

托盘天平、1ml 注射器、大烧杯或鼠笼。

【药品】

1%盐酸普鲁卡因溶液、1%盐酸丁卡因溶液。

【动物】

小白鼠。

【操作】

取大小相近的小白鼠 2 只，称其体重，观察正常活动后，甲鼠腹腔注射 1%盐酸普鲁卡因溶液 0.1ml/20g。乙鼠腹腔注射 1%盐酸丁卡因溶液 0.1ml/20g，观察两鼠用药后反应有何差异。

【结果】

鼠	体重（g）	药液及其用量	用药后反应及其时间
甲		1%盐酸普鲁卡因溶液　ml	
乙		1%盐酸丁卡因溶液　ml	

实验十六　普鲁卡因的传导麻醉作用

【目的】

观察普鲁卡因的传导麻醉作用，联系其用途。

【器材】

脊髓破坏针、蛙板、蛙腿夹、手术剪、小镊子、铁支架、双凹夹、铁夹、小烧杯、秒表、玻璃分针、丝线、脱脂棉、蜡纸。

【药品】

1%盐酸普鲁卡因溶液、0.5%盐酸溶液。

【动物】

蛙或蟾蜍。

【操作】

1. 取蛙（或蟾蜍）1 只，用探针破坏脑后，腹部向上，用蛙腿钉把蛙四肢固定在蛙板上。剖开腹腔，除去脏腑，暴露脊椎两侧坐骨神经丛。用棉球拭去胸、腹腔的积液。

2. 用止血钳夹住蛙下颌部，将蛙悬挂于铁支架上，当蛙腿不动时，将其两侧足趾分别浸入盛有 0.5%盐酸溶液的烧杯内（图 6-1），测定自浸入盐酸溶液至引举足反射所经时间，并立即用烧杯中盛有的清水冲洗蛙足趾上附着的盐酸液。

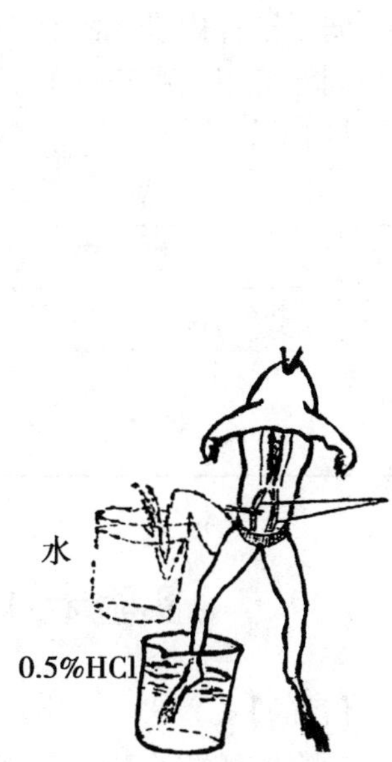

图 6-1　传导麻醉示意图

3. 在蛙一侧坐骨神经丛下面放一块蜡纸，将在 2%盐酸普鲁卡因溶液中浸过的小棉球贴附在蜡纸之上的神经丛上。7～8min 后，再将其足趾浸入盐酸溶液内，测验其举足反射所需时间有何变化，并以另一侧足趾做对照试验。

【结果】

后肢	用药前缩腿反射时间（s）				药物	用药后缩腿反射时间（s）			
	一	二	三	平均		一	二	三	平均
左					盐酸普鲁卡因				
右					未用药				

注：缩腿反射时间是指从趾蹼开始浸入盐酸溶液到开始缩腿所经的时间。

【讨论题】

比较实验中蛙的两侧足趾对盐酸刺激的举足反射有何变化？为什么？

实验十七　乙醚的全麻作用

【目的】

观察乙醚的全麻作用，联系其临床应用。

【器材】

大烧杯、1ml 注射器、干棉球。

【药品】

麻醉乙醚。

【动物】

小白鼠 2 只。

【操作】

取小白鼠 2 只，分别置于大烧杯内，观察其正常活动（翻正反射、四肢活动等）并记录后，向甲鼠杯内投入浸有 1ml 麻醉乙醚的棉球并盖好，乙鼠不用药，观察两鼠活动情况有何不同？待甲鼠翻正反射消失、四肢松弛后从烧杯中取出，再观察其恢复情况。

【结果】

鼠	用　药　前		药物	用　药　后	
	翻正反射	四肢活动		翻正反射	四肢活动
甲			麻醉乙醚		
乙			未用药		

实验十八　麻醉前给药对乙醚麻醉作用的影响

【目的】

观察麻醉前给药对乙醚麻醉作用的影响，联系其临床应用。

【器材】

大烧杯、托盘天平、1ml 注射器、干棉球。

【药品】

麻醉乙醚、4％盐酸哌替啶溶液、生理盐水。

【动物】

小白鼠。

【操作】

取小白鼠 2 只，称其体重，观察正常活动（翻正反射、四肢活动等）后，甲鼠腹腔注射 0.4％盐酸哌替啶溶液 0.1ml/10g，乙鼠腹腔注射生理盐水 0.1ml/10g 作对照。30min 后，将两鼠分别置于大烧杯内盖好，各投入浸有等量（1～2ml）麻醉乙醚的等大棉球一个，记录时间，再观察两鼠活动情况，比较兴奋期的有无或长短；以翻正反射开始消失为指标记录麻醉开始时间，以翻正反射开始恢复为指标记录苏醒时间（麻醉后即将鼠从烧杯中取出观察何时苏醒），根据这两个时间再计算出麻醉维持时间。比较两鼠结果有何不同？

【结果】

鼠	体重	麻醉前给药	乙醚麻醉				
			吸入乙醚开始时间	兴奋期	麻醉开始时间	苏醒时间	麻醉维持时间
甲		40％盐酸哌替啶溶液					
乙		生理盐水					

【讨论题】

1. 乙醚麻醉有何优缺点？现今在临床上的地位如何？

2. 麻醉前给药常用哪些药物？预先给予此类药物有何意义？

实验十九　硫喷妥钠的全麻作用

【目的】

1. 观察硫喷妥钠的全麻作用，联系其临床应用。

2. 练习对家兔的捉拿及静脉注射方法。

【器材】

磅秤、5ml 注射器、酒精棉球。

【药品】

1.5％硫喷妥钠溶液。

【动物】

家兔。

【操作】

取家兔 1 只，称其体重，观察正常状态（呼吸、翻正反射、眼睑反射、痛觉反射、四肢肌肉紧张度等）并记录后，用酒精棉球涂擦耳外缘使其静脉血管充盈，从耳静脉缓慢注射

1.5%硫喷妥钠溶液约 1ml/kg（用药量可因动物个体差异而增减），直至麻醉（以翻正反射及眼睑反射消失为麻醉指标），记录麻醉开始时间及麻醉维持时间。观察并记录用药后的状态，与用药前相比较。

【结果】

兔体重________ kg，1.5%硫喷妥钠溶液________ ml，麻醉开始时间________，麻醉维持时间________。

	呼吸次数/分	翻正反射	眼睑反射	痛觉反射	四肢肌肉紧张度
用药前					
用药后					

实验二十　静脉麻醉药对家兔呼吸、循环系统的影响

【目的】

观察氯胺酮、硫喷妥钠对家兔呼吸、循环系统的影响有何不同。

【器材】

家兔 1 只，BL－420 生物信号记录系统 1 台，塑料烧杯 1 个，玻璃烧杯 1 个，5ml 注射器 3 支，兔台 1 个，气管插管 1 个，动脉夹 1 个，细塑料管 1 个（动脉插管用），大缝皮针 1 个，12# 号针头 1 个。

【药品】

0.2%氯胺酮溶液、1%肝素溶液、1%硫喷妥钠溶液、1%普鲁卡因溶液、生理盐水。

【动物】

家兔。

【方法】

1. 兔仰卧于兔台上，剪去兔颈部毛，不用全身麻醉，仅以 1%普鲁卡因做颈部皮下浸润麻醉，分离颈总动脉并进行颈总动脉插管，以便监测血压。注意：①此时不要放开动脉夹；②整个换能器管道系统在动脉插管前要充满肝素生理盐水，排尽气泡。

2. 用剑突法通过张力换能器监测呼吸　在动物剑突处皮肤上缝一根丝线，此线与张力换能器相连（但此时此线不要拉紧）。

3. 将压力换能器和张力换能器接生理 BL－420 生物机能实验系统或电脑相应插孔，分别记录呼吸和血压曲线。

4. 描记正常呼吸、血压波形后，耳缘静脉注射氯胺酮 2mg/kg，描记给药后 0、1、2、3、4、5、10、15、20 和 30min 的呼吸、血压波形。待此波形基本恢复至用药前水平后，再静注硫喷妥钠 10mg/kg，注速 1min，按上述时间描记血压、呼吸波形。

【结果】

根据实验结果绘出呼吸、血压曲线。

【讨论题】

比较氯胺酮、硫喷妥钠对呼吸、循环的影响有何不同？

【注意】

1. 分工明确，各司其职。

2. 一半小组先给氯胺酮、后给硫喷妥钠，另一半小组给药次序相反。

3. 实验过程中不要随意按键盘，以免影响实验进程。

实验二十一　地西泮的抗惊厥作用

【目的】

观察地西泮对抗尼可刹米所致的惊厥作用。

【器材】

1ml 注射器、粗天平。

【药品】

地西泮注射液，2.5%尼可刹米溶液。

【动物】

小白鼠 2 只。

【方法】

取大小相仿的小白鼠 2 只，称体重，编号后，观察正常活动，然后给 1 号鼠腹腔注射地西泮 0.02ml/10g，观察该鼠反应情况。15min 后，分别给两鼠腹腔注射 2.5%尼可刹米溶液 0.1ml/10g，观察两鼠对药物的反应情况，分别记录结果。

【结果】

鼠号	用或未用地西泮的表现	用尼可刹米后的表现
1	用	
2	未用	

【讨论题】

1. 地西泮抗惊厥的机制及用途有哪些?

2. 苯二氮䓬类与巴比妥类相比有哪些优点?

实验二十二　药物对小鼠自发活动的影响

【目的】

观察药物对小鼠活动的影响，分析药物是抑制还是兴奋作用。

【原理】

将小鼠在活动盒中自发活动时阻断光束的次数转换成光电脉冲信号，经一系列电子技术处理后将额定时间内的自发活动数，由数字显示管定量显示，观察药物对小鼠活动变化的影响。自发活动是动物的生理特征，自发活动的多少往往表现其中枢兴奋或抑制的状态。地西泮产生镇静作用，可明显减少小鼠的自发活动。咖啡因能增强大脑皮质的兴奋性，提高对外界的反应能力，使小鼠活动增多。

【器材】

生理药理多用仪、活动计数盒、1ml 注射器、粗天平、秒表。

【药品】

0.1%地西泮溶液，1%苯甲酸钠咖啡因溶液。

【动物】

小白鼠 6 只。

【方法】

1. 将多用仪与活动计数盒接好。

2. 取小鼠 6 只，称重后随机分为 3 组，每组 2 只并编号。依次放入活动计数盒中，打开多用仪的电源开关，观察并记录各鼠 2min 内数码管上显示的数字。

3. 三组动物分别腹腔注射地西泮 0.2ml/10g，苯甲酸钠咖啡因溶液 1.5ml/10g，生理盐水 0.2 ml/10g。

4. 给药后 5、10、15、20min 再分别按上法测定并记录各鼠在计数盒中 2min 内数码管上显示的数字。

【结果】

鼠号	药物	2min 内活动计数				
		给药前	给药后			
			5min	10min	15min	20min
1	地西泮					
2	地西泮					
3	苯甲酸钠咖啡因					
4	苯甲酸钠咖啡因					
5	生理盐水					
6	生理盐水					

【注意事项】

1. 实验环境要求安静，有条件时可在隔音室内进行。

2. 动物活动与饮食条件、昼夜及生活环境等有密切关系、观察自发活动最好多方面条件相近。

3. 动物宜事先禁食 12h，以增加觅食活动。

【讨论题】

本实验方法适用于观察哪几类药物的作用?

实验二十三　药物的抗电惊厥作用

【目的】

观察并比较抗惊厥药和抗癫痫大发作药对电惊厥的保护作用。

【原理】

电惊厥是筛选抗癫痫大发作药物的常用病理模型。给小鼠适当的电刺激，可诱发小鼠类似临床癫痫大发作的惊厥反应。以后肢强直作为惊厥指标，通过观察给药前后惊厥发生的变化，可初步推测药物的抗电惊厥作用。

【器材】

药理生理实验多用仪、天平、注射器等。

【药品】

0.5%苯妥英钠、0.5%苯巴比妥钠、生理盐水。

【动物】

一般用小白鼠，雄性，20～25g。实验前12h禁食，不禁水。

【方法】

1. 调试药理生理实验多用仪　选用适宜参数：①刺激方式置“单次”；②频率置“4Hz”；③时间置0.25s；④后面板开关置“电惊厥”；⑤电压调节由小至大（一般惊厥电压为80～100V）。

2. 筛选动物　将输出线前端的两个鳄鱼夹用生理盐水浸湿，一只夹在小鼠两耳间皮肤上，另一只夹在小鼠的下唇。接通电源，按下“启动”按钮，观察小鼠是否出现前肢屈曲、后肢伸直的强直性惊厥。如未出现强直性惊厥，可将频率置“2Hz”试之，如仍不出现惊厥，则将该小鼠淘汰。按此法筛选出的小鼠分别标记编号，并记录下每只小鼠电惊厥刺激参数。

3. 分组给药　将筛选出的小鼠3只随机分为1～3号，称重标记。分别腹腔注射0.5%苯妥英钠0.1ml/10g，0.5%苯巴比妥钠0.1ml/10g，等量生理盐水。

4. 结果记录　给药后30min、60min时，再以原刺激强度给予刺激，观察并记录各鼠给药前后的反应有何不同。

【结果】

鼠号	体重	原参数刺激	预处理药物	对电刺激反应	
				30min	60min
1					
2					
3					

【讨论题】

1. 简述苯妥英钠的抗癫痫作用机制及临床应用。

2. 根据预处理用药后动物的活动表现及对电刺激的反应，比较苯妥英钠与苯巴比妥钠作用的异同。

实验二十四　氯丙嗪对小鼠电刺激激怒的影响

【目的】

观察氯丙嗪的安定作用。

【器材】

药理生理多用仪、动物活动盒、1ml注射器、粗天平。

【药品】

0.075%氯丙嗪溶液、生理盐水。

【动物】

小白鼠4只（雄性）。

【方法】

1. 把药理生理多用仪“刺激方式”旋钮，拨到“连续B”档上，把后面板开关拨到“电惊厥”处。将导线插到后面板两芯插座内，此导线与活动盒相连。将“时间”扭拨到1s，“频率”扭拨到8Hz。

2. 取小鼠4只，称重，标记，每次取一对放在动物活动盒内。接通多用仪电源并打开电源开关，然后调节后面板上“惊厥”右下方电位器，电压由低到高，以小白鼠出现激怒反应（小鼠坚立，两前肢离地，对峙，互相撕咬）为止，此电压即该鼠出现激怒反应所需的阈电压。

3. 一对鼠腹腔注射0.075%氯丙嗪7.5ml/kg，另一对给予等量生理盐水作为对照。给药后20min分别用给药前阈电压刺激。观察两对小白鼠给药前、后的反应有何不同。

【结果】

鼠号	体重（g）	药物	阈值电压（V）	激怒反应	
				用药前	用药后
1		氯丙嗪			
2					
3		生理盐水			
4					

【注意事项】

1. 刺激电压从低到高，过低不引起激怒，过高会使小白鼠逃避，激怒反应不典型。

2. 应随时清除导电铜板上的鼠排泄物，以免影响导电。

【讨论题】

1. 氯丙嗪的作用、作用原理、临床应用如何？其主要不良反应有哪些？

2. 如何正确选用抗精神病药？

实验二十五　氯丙嗪对小鼠体温的影响

【目的】

观察氯丙嗪对小鼠体温调节的作用及环境对其作用的影响。

【原理】

氯丙嗪能抑制下丘脑的体温调节中枢，使体温变化受环境温度的影响。

【器材】

冰箱（或冰室）、温度计、烧杯（500～800ml）、注射器、天平。

【药品】

10mg/ml盐酸氯丙嗪溶液、生理盐水、30mg/ml苦味酸溶液。

【动物】

小鼠 24 只，体重 18～22g。

【方法】

1. 随机分组，参照附录 4，将小鼠随机分为 4 组。

2. 每组取小鼠 4 只，分别编号，观察各鼠正常活动后，用温度计测量肛门温度，并记录之。

3. 给药。甲、乙鼠腹腔注射 10mg/ml 盐酸氯丙嗪溶液 0.1ml/10g，丙、丁鼠腹腔注射等容积生理盐水。

4. 将甲、丙两鼠置于烧杯中放入冰箱内（1～4℃），乙、丁两鼠处于室温下，记录冰箱内和室内温度，在给药 30min 时再测量各鼠的体温并观察其变化。

【结果】

综合全实验室数据，自行设计表格总结并统计分析各组体温的变化情况。

【注意事项】

1. 每次测量体温时，温度计插入肛门之深度和时间要相同，以免造成误差。

2. 从冰箱取出小白鼠后，应立即测体温。

【讨论题】

氯丙嗪的降温作用与阿司匹林的解热作用有何异同？

实验二十六　药物的镇痛作用

方法一　热板法

【目的】

观察哌替啶（度冷丁）、罗通定的镇痛效应。

【原理】

利用一定的温度刺激动物躯体的某一部位以产生疼痛反应。把小鼠放在事先加热到 55℃的金属盘上，以舔后足为“疼痛”反应指标，以产生痛反应所需的时间为痛阈值。通过测定给药前后痛阈值的变化而反映药物的镇痛作用。

【器材】

智能热板仪、1ml 注射器、粗天平。

【药品】

0.4％哌替啶溶液、0.4％罗通定溶液、生理盐水。

【动物】

小白鼠（雌性）。

【方法】

1. 动物选择　将热板温度调节至 55±0.5℃，置小鼠于热板上，测定各小鼠的正常痛反应（舔后足或抬后足并回头）时间，共测 2 次，每次间隔 5 分，以平均值不超过 30s 为合格，共选出 3 只小鼠。

2. 给药　给甲鼠腹腔注射 0.4％哌替啶溶液 0.1ml/10g，乙鼠腹腔注射罗通定溶液 0.1ml/10g，丙鼠腹腔注射生理盐水 0.1ml/10g。

3. 给药后5min、15min、30min、60min同前分别测定痛反应时间1次。如小鼠在热板上60s无痛反应，按60s计算。

4. 实验完毕，计算各给药组的用药前后各次的小鼠热痛反应时间（即痛阈值）的平均值，并按下列公式计算痛阈提高百分率。

$$\text{痛阈提高百分率}=\frac{\text{用药后平均反应时间}-\text{用药前平均反应时间}}{\text{用药前平均反应时间}}\times 100\%$$

【结果】

鼠号	体重	药物	用药前反应时间（s）	用药后反应时间（s）				痛阈提高值（%）			
				5min	15min	30min	60min	5min	15min	30min	60min
1											
2											
3											

【注意事项】

1. 水浴温度必须保持在55±0.5℃。

2. 热板法小鼠个体差异较大，应选择痛阈值为10～30s的实验动物，凡特别喜跳跃的小鼠应淘汰。

3. 实验应选择雌性小鼠，因雄性小鼠在遇热时睾丸下降，阴囊触及热板反应过激，易致跳跃，影响实验准确性。

4. 室温以15～20℃为宜。

5. 作用较弱的镇痛药此法不太敏感。

【讨论题】

为下列痛选药：①头痛；②三叉神经痛；③偏头痛；④腹痛；⑤心绞痛；⑥痛经；⑦癌症晚期痛；⑧痛风；⑨风湿性关节炎痛；⑩胆绞痛。

方法二　光照甩尾法

【目的】

观察药物的镇痛作用，掌握小鼠光照甩尾测痛实验方法。

【原理】

鼠光照甩尾测痛实验方法是通过将固定强度的光束持续照射到鼠尾产生集热效应，使鼠尾局部温度升高从而产生疼痛。当灼热产生的疼痛超过动物能忍受的痛阈时，动物会以甩尾来回避疼痛，故以甩尾作为判断痛阈改变的指标。该法是镇痛药物筛选的物理性致痛方法之一。

【器材】

YLS-12A鼠尾光照测痛仪、1ml注射器、粗天平。

【药品】

0.4%哌替啶溶液、0.4%罗通定溶液、生理盐水。

【动物】

小白鼠。

【方法】

将小鼠放入鼠固定器内，露出鼠尾然后紧固。待动物安静后，将尾部摆放在测痛仪光电控制探头中间的出光孔上，测定指示灯出现慢闪动，按“开始”键或踏下脚踏开关，计时开始，当鼠尾受热刺激疼痛摆动时，光源自动关闭，停止计时，锁定数据（痛阈值）并记录给药前后动物痛阈的变化。动物药物处理和测定时间同热板法。

【结果】

同热板法。

【注意事项】

注意区别鼠尾自然摆动与痛刺激时甩尾的差异。

方法三　扭体法

【目的】

观察哌替啶、罗通定的镇痛效应，掌握扭体法镇痛实验的方法。

【原理】

向小鼠腹腔注射一定容积和浓度的化学物质，由于化学物质刺激腹膜而致小鼠出现腹部收缩内凹、躯干与后肢伸张、臀部高举等行为反应，称为扭体反应。镇痛药可抑制这种反应。

【器材】

1ml 注射器、粗天平、鼠笼。

【药品】

0.4%哌替啶、0.4%罗通定溶液、生理盐水、0.7%醋酸溶液。

【动物】

小白鼠。

【方法】

取体重 18～22g 的健康小白鼠 6 只，随机分成 3 组，每组 2 只。第一组腹腔注射 0.4%哌替啶溶液 0.1ml/10g。第二组腹腔内注射罗通定溶液 0.1ml/10g。第三组腹腔内注射生理盐水 0.1ml/10g。用药后 30min，每鼠均由腹腔注射 0.7%醋酸 0.1ml/10g。观察扭体反应(腹部内凹，躯干与后腿伸张，臀部高起)。并记下 10min 内各组出现扭体反应的动物数目。实验完毕后，综合全实验室所得结果并计算药物镇痛百分率：

$$药物镇痛百分率=\frac{实验组无扭体反应鼠数-对照组无扭体反应鼠数}{对照组扭体反应鼠数}\times 100\%$$

【结果】

鼠号		体重	药物及剂量	动物反应	注射醋酸溶液后有无扭体反应
一组	1				
	2				
二组	1				
	2				
三组	1				
	2				

【注意事项】

1. 醋酸溶液宜新鲜配制，存放过久则作用减弱。

2. 选用雄性小白鼠，因其对化学性炎症模型反应较敏感。

3. 小白鼠扭体反应的表现为伸展后肢、腹部收缩内凹、躯体扭曲、臀部抬高及蠕行等，出现任何一项均为阳性。

4. 当实验组比对照组扭体反应发生减少 50％以上时，才能认为药物有镇痛作用。

实验二十七　吗啡的呼吸抑制及尼可刹米的解救

【目的】

观察呼吸兴奋药尼可刹米对抗吗啡的呼吸抑制作用。

【原理】

尼可刹米可直接兴奋延髓呼吸中枢，提高呼吸中枢对 CO_2 的敏感性，也通过刺激颈动脉体和主动脉体化学感受器反射性兴奋呼吸中枢。常用于对抗吗啡中毒等所致的呼吸抑制，过量或反复给药易引起惊厥。

【器材】

兔固定器、橡皮管、注射器、5 号针头、胶布，压力换能器、BL－420 生物机能实验系统。

【药品】

0.1％ 吗啡溶液、10％ 尼可刹米溶液、75％ 乙醇棉球。

【动物】家兔。

【方法】

1. 取家兔 1 只，称重，置于家兔固定器内。

2. 将橡皮管的一端轻轻插入兔一侧鼻孔（2～3cm），用胶布固定。

3. 开机进入 BL－420 系统，依次点击“实验项目”“呼吸实验”“呼吸运动调节”。

4. 将橡皮管的另一端接压力换能器，换能器的输入端插头与 BL－420 系统前面板上的 1 通道输入插口接好。

5. 适当调整灵敏度 G，将呼吸波调整为一合适的波形，描记一段正常呼吸波曲线（以下操作中不可再调整波形）。

6. 经耳缘静脉快速注射 0.1％的盐酸吗啡溶液 0.6ml/kg，注药的同时做标记，观察波形变化，当出现明显呼吸抑制时，立即静脉注射尼可刹米抢救。

7. 立即由耳缘静脉缓慢注射 10％的尼可刹米溶液 0.5ml/kg，同时做标记，观察波形变化，等待呼吸波恢复正常。

8. 实验结束，对图形进行图形剪辑或做数据剪辑，并打印出实验结果。

【结果】

呼吸情况 / 观察项目	给药前	注射盐酸吗啡后	注射尼可刹米后
振幅大小			
每分钟次数			

【注意事项】

1. 注射吗啡速度先快后慢，以便控制剂量到能出现间歇性的潮式呼吸。

2. 呼吸明显抑制时，要及时解救，以免动物死亡。

3. 注射尼可刹米速度不可过快，否则易引起惊厥。

4. 准备好戊巴比妥钠，一旦中枢兴奋药过量、出现惊厥时立即解救之。

5. 家兔应固定好，以免挣扎影响呼吸曲线描记。

【讨论题】

1. 吗啡中毒为何首选尼可刹米来解救?

2. 试述中枢兴奋药的临床用药原则。

病例讨论

1. 陈某，男，28 岁。在大学里学的是历史，后来改行成了一家咨询公司的策划。由于专业不对口，加之以往也没有接触过做策划的人，工作一开始就碰了钉子。为了适应工作需要，几乎天天加班，以致后来即使不加班也无法在 12 点前入眠，无奈选择了药物助眠。长此以往，陈某不服用催眠药无法睡眠。

分析与讨论:

(1) 上述患者产生失眠的原因是什么?

(2) 采取什么措施可避免此现象的产生?

2. 刘某，男，18 岁。每次发作时右手麻木、无力，继之全身性强直阵挛性抽搐，持续 2～5min 后能够自然清醒。平时记忆力差、语言迟缓、皮肤损伤后不易愈合。经诊断为癫痫-右手麻木、无力、全身阵挛性抽搐。

分析与讨论:

(1) 针对此患者的临床治疗原则是什么?

(2) 应该选用什么药物?

3. 王某，男，30 岁。因精神分裂症入院。在连续服用大剂量氯丙嗪后，患者出现头晕，目眩，血压卧位 120/80mmHg、立位 80/40mmHg，并发现患者面部表情呆板，动作迟缓、生硬，上肢震颤。上述情况如何处理?

分析与讨论:

(1) 氯丙嗪是通过哪些途径造成直立性低血压? 如何救治? 是选用肾上腺素，还是选用去甲肾上腺素，为什么?

(2) 针对患者所出现的运动障碍，你认为应选用苯海索还是选用 L-多巴治疗? 为什么?

4. 邱某，男，68 岁。10 年前出现两侧上肢不由自主的抖动，近年来，反应迟钝，动作越来越僵硬，站立、走路容易跌倒。经检查诊断为帕金森病。

分析与讨论:

(1) 此患者临床治疗原则是什么?

(2) 应该选用什么药物?

5. 患者，女，32 岁。平时上进心强，性格直爽，爱说笑。由于工作失误，被领导在会上点名批评，当晚患者心烦少食，次日说话语无伦次，东奔西跑，时而哭闹不止，劝止无效。到医院被诊断为“躁狂型精神分裂症”。

分析与讨论：

(1) 针对此患者临床可采取哪些治疗方法?

(2) 可选用什么药物?

6. 患者，男性，53岁。3个月前曾发生急性心肌梗死，经治疗后基本好转，已两周未用药。今晚突发剧烈咳嗽而憋醒，不能平卧，且咳出粉红色泡沫样痰，患者烦躁、大汗淋漓。查体：心率120次/min、呼吸38次/min、血压160/90mmHg，两肺野可闻及密集小水泡音。此患者被诊断为心源性哮喘。

分析与讨论：

(1) 针对此患者临床可采取哪些治疗方法?

(2) 可选用什么药物?

7. 患者，女性，40岁。两年半前患上呼吸道感染，未及时治疗，半月后，双手指间疼痛红肿，肩关节僵硬，不能握拳至今。现双膝关节肿胀疼痛6个月。双手X线平片见软骨变薄，有缺损，关节间隙变窄。类风湿因子阳性。此患者被诊断为类风湿性关节炎。

分析与讨论：

(1) 针对此患者应该采取什么治疗措施?

(2) 可选用什么药物?

8. 患者，男，23岁。一年前睡眠时发生尖叫，随之意识丧失，双眼上翻，四肢抽动，口吐白沫，每次持续1～2min，每3～5天发作一次，诊断为癫痫大发作。间断服用苯妥英钠0.2～0.3g/d，发作次数减少。半年来正规服用苯妥英钠0.3g/d，大发作基本控制，入院前5天无任何诱因出现头不规则左右摆动，双上肢不自主抖动，活动时明显，安静时减轻，睡眠时消失。神经系统检查：有Ⅰ度眼球水平震颤，头不规则地不自主摆动，双上肢粗大震颤样抖动，其他未见异常。血常规、尿常规、脑脊液常规、生化均正常，血清苯妥英钠浓度37.2μg/ml。考虑为苯妥英钠中毒引起的小脑综合征。将苯妥英钠改为0.2g/d，未再出现以上症状。3天后测血清苯妥英钠浓度为15μg /ml，可控制癫痫发作。

分析与讨论：

(1) 苯妥英钠中毒的临床表现有哪些?

(2) 如何防止苯妥英钠中毒?苯妥英钠的临床用途有哪些?

9. 患者，男，50岁。因车祸致腰、腹部外伤3h入院。经检查诊断为腰椎3～5横突骨折，腹腔内脏破裂合并失血性休克。既往有慢性支气管炎伴哮喘病史。纠正休克后在复合麻醉下行剖腹探查术。清除积血，切除破裂肠管并行端吻合术等，患者情况良好。当缝合腹膜时，患者疼痛躁动，故肌注哌替啶50mg，约13min后患者呼吸心搏骤停。

诊断为术中肌内注射哌替啶引起的呼吸心搏骤停。立即行心前区叩击、胸外心脏按压、气管插管给氧、静脉注射尼可刹米0.5g、呋塞米20mg，约5min后心搏恢复，1h后恢复自主呼吸，待病情稳定后继续手术至结束。

分析与讨论：

(1) 分析本病例肌内注射哌替啶引起呼吸、心搏骤停的原因，并说明应用哌替啶的注意事项。

(2) 哌替啶引起呼吸心搏骤停后可用哪些药物救治?为什么?

10. 患者，女，22岁。因发热，伴周身疼痛及食欲缺乏，两膝、踝关节红肿，行走困难，收入院。查体：体温 39℃，脉搏 101 次/min，呼吸 23 次/min，血压正常。头部无异常。心肺、腹部未见异常。两踝关节红肿、运动受限。神经系统检查无阳性所见。诊断为急性风湿性关节炎。口服阿司匹林 4 次/天，2g/次，以及泼尼松。当患者服用阿司匹林总量达 6g 时，突感双侧耳鸣，呈高音调，1h 后，听力完全丧失。因未发现耳聋原因，又继续服用阿司匹林 2g。

音叉试验：双耳表现为重度感音性耳聋。诊断为口服大剂量阿司匹林致耳聋。即停服阿司匹林，静脉滴注碳酸氢钠。次日听力开始好转，至停药后 4 天完全恢复。

分析与讨论：

（1）阿司匹林发生中毒性耳聋，为什么要静脉滴注碳酸氢钠？

（2）大剂量阿司匹林还可引起哪些严重不良反应？

11. 患者，男，30 岁。患强直性脊柱炎 10 余年，以往曾服阿司匹林，无不良反应，于 2 个月前因关节痛服吲哚美辛 25mg，3 次/天，服药 5 天双下肢出现紫癜，呈小米粒及针尖大小，略高出皮肤，压之不褪色，以踝关节周围密集，胫前、大腿偶见。

门诊查血常规，凝血时间及网织红细胞均正常。给予泼尼松、维生素 C 及氯苯那敏（氯苯那敏）口服，紫癜逐渐消褪。4 天前再次服吲哚美辛 25mg，3 次/天，3 天后双下肢再次出现紫癜，形状、分布同前，但更为显著，入院治疗。

住院后查血常规正常。尿常规：（＋＋），RBC 满视野，给予地塞米松、维生素 C 静脉滴注，氯苯那敏口服，治疗 2 周紫癜消褪，尿常规正常。患者无其他药物过敏史，两次服吲哚美辛引起双下肢紫癜，伴肾受累，血小板正常，经抗过敏治疗症状消失，符合过敏性紫癜的诊断，为吲哚美辛所致变态反应。

分析与讨论：

（1）药物引起的过敏性紫癜可用哪些药物治疗？并说明药理依据。

（2）吲哚美辛还有哪些常见不良反应？

（王卫华　赵　辉）

第七章　心血管系统药物实验

实验二十八　钙拮抗药对血管平滑肌的作用

【目的】

通过本次实验了解钙拮抗药的作用、作用机制及临床作用。

【原理】

钙离子在血管平滑肌兴奋收缩偶联中起着偶联因子的作用。根据促活因素不同，在平滑肌细胞膜上存在着由高 K^+ 激活的电压依赖性钙通道（VPC）和去甲肾上腺素等物质激活的受体偶联钙通道（RCC）。已发现 L 型钙通道上有二氢吡啶受体、苯烷胺类受体和硫苯草类受体。可分别被硝苯地平、维拉帕米和地尔硫䓬等钙拮抗药阻断。钙拮抗药通过阻断钙内流产生扩血管作用。兔离体主动脉环可用于观察钙拮抗药对高 K^+ 或去甲上腺素处理后平滑肌舒张与收缩的表现，可初步分析这类药物对血管钙通道的阻断作用。

【器材】

BL－420 生物机能实验系统、张力换能器、万能杠杆、双凹夹、微量加样器。

【药品】

10^{-5} mol/L 维拉帕米溶液、5×10^{-5} mol/L 去甲肾上腺素溶液、10^{-5} mol/L 硝苯地平溶液、4mol/L 氯化钾溶液、克氏液。

【动物】

家兔（2～3kg）。

【方法】

1. 制备家兔离体主动脉环标本，置于麦氏培养管内，一端连通气钩，另一端连在张力换能器上，前负荷为 2g，培养温度 37±1℃，培养液 20ml，通入 O_2（95%）和 CO_2（5%），将 BL－420 生物机能实验系统与张力换能器连接零点（以上装置可用一台离体器官测定仪代替）。

2. 待肌环稳定约 30min 后，描记正常收缩曲线，然后按下列顺序给药：

（1）加入 5×10^{-5} mol/L 去肾上腺素 0.1ml，待最大反应后停笔，反复冲洗标本 3 次。

（2）待肌环恢复后，加入 10^{-5} mol/L 维拉帕米 0.2ml，15min 后重复（1），描记药物反应。

3. 更换主动脉环标本，待肌环稳定后，描记正常收缩曲线，然后按下列顺序给药。

（1）加入 4mol/L 氯化钾 0.1ml，待最大反应后停止记录、抬笔、反复冲洗标本 3 次。

（2）待肌环恢复后，加入 10^{-4} mol/L 硝苯地平 0.1ml，15min 后重复（1），描记药物反应。

【结果】

复制描记曲线：标明所用药物、分析曲线变化与药物关系、做出结论。

【注意事项】

1. 家兔离体主动脉环标本制备　家兔 1 只。用木棒猛击头部致死，迅速剖开胸腔，暴露心脏，分离主动脉，从近心脏处剪取主动脉，置于盛有充氧的克氏液的器皿中。再仔细剪去主动脉周围的结缔组织，并将主动脉轻轻套在其粗细相当的玻璃棒上，用眼科剪刀将主动脉剪成宽 4mm，长 3～4cm 的螺旋形条片。主动脉条的一端固定在离体器官恒温浴管的 L 形通气钩上，另一端固定在张力传感器上或描记杠杆上。浴管内盛有 37℃的克氏液 20ml，连续通氧，稳定 30min。

2. 血管环穿入不锈钢丝及放入浴管时宜耐心、细致、快速、尽量避免过度牵拉造成损伤。

3. 张力传感器应选择灵敏度较高者。

4. 输入浴管气泡宜小而均匀。

【讨论题】

1. 根据实验结果分析维拉帕米和硝苯地平的抗高血压作用机制。

2. 硝苯地平治疗高血压的特点。

实验二十九　利多卡因抗心律失常的作用

【目的】

观察利多卡因对毒毛花苷 G（哇巴因）诱发心律失常的治疗作用。

【原理】

哇巴因诱发心律失常可能主要是抑制心肌细胞膜上的 $Na^{+}-K^{+}-ATP$ 酶，使心肌细胞内缺钾、高钠，钠钙交换诱发细胞内高钙，导致心肌细胞的静息电位和最大舒张电位减少（负值变小），而引起心室肌自律性增高以及后除极和触发活动增多，最终导致各种心律失常。

【器材】

BL－420 生物机能实验系统、兔手术台、注射器（1ml、2ml、5ml）、微量注射泵和手术器械。

【药品】

25％乌拉坦溶液、0.5％利多卡因溶液、0.01％哇巴因溶液。

【动物】

豚鼠。

【方法】

1. 称重与麻醉　取豚鼠一只，称重后，腹腔注射 25％乌拉坦（0.52ml/100g、1.3g/kg）麻醉，仰位固定手术台上。

2. 记录Ⅱ导联正常心电图　将针形电极按红（右上肢）－黄（左上肢）－绿（左下肢）－黑（右下肢）分别插入四肢皮下并与 1 通道连接；也可以将针形电极按黄或白（右上肢）－绿（左下肢）－黑（右下肢）分别插入四肢皮下并与 1 通道连接，通过 BL－420 生物机能实验系统监测Ⅱ导联心电变化。

3. 建立微量恒速静脉注射通道　剪去颈部皮肤上的毛，正中切开颈部的皮肤，用止血钳钝性分离皮下组织及肌层，暴露颈外静脉，向心方向插入与微量注射泵相连的小头皮针，用胶布固定。

4. 观察哇巴因诱发心律失常的作用　开启微量注射泵，以 2ml/h 的速度恒速静脉注入 0.01％哇巴因生理盐水溶液，每隔 5min 或心电图有变化时，记录一段心电图曲线，直到出现明显心律失常为止。

5. 观察利多卡因逆转哇巴因诱发心律失常的作用　当心电图出现明显心律失常时（以出现室性早搏为抢救指征，若出现室性心动过速抢救比较难），停止注射哇巴因，立即从颈外静脉注射 0.5%的利多卡因 5mg/kg（先缓慢推注 0.3～0.5ml，然后用微量注射泵以 30mm/h 的速度恒速给药），观察并记录用利多卡因后的心电变化。

【结果】

剪辑并打印正常心电图、哇巴因诱发的心律失常以及利多卡因抢救后的各段典型心电图波形，根据心电图记录、总结并讨论实验结果。

【注意事项】

1. 利多卡因至少要稀释至 0.5%，且应缓慢静脉注射，否则可引起利多卡因中毒，造成动物死亡。

2. 哇巴因诱发的心律失常，以频发室性早搏和室性心动过速为多见。

3. 针形电极一定要插在皮下，如果插入肌肉则记录的心电图干扰较大；同时注意描记心电图时避免手或金属器械接触针形电极。

【讨论题】利多卡因抗心律失常有哪些作用？适用于哪些心律失常？

附：常见心电图表现

1. 正常窦性心律

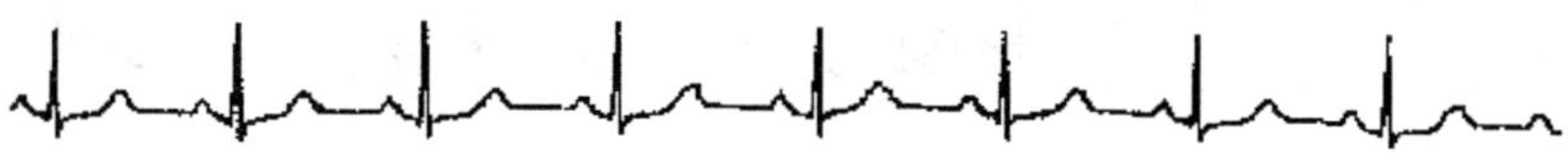

2. 阵发性室性心动过速

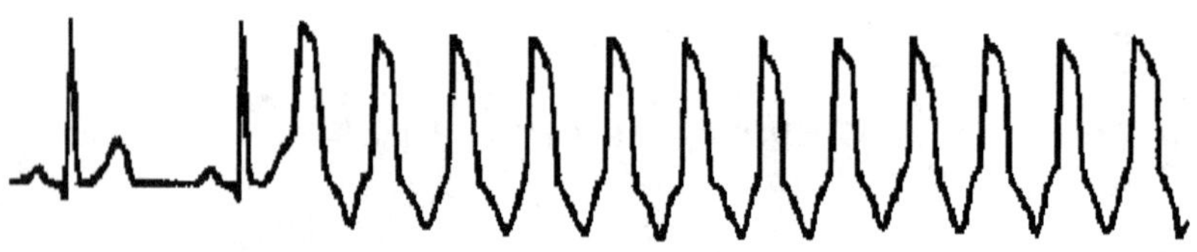

3. 扭转性室性心动过速

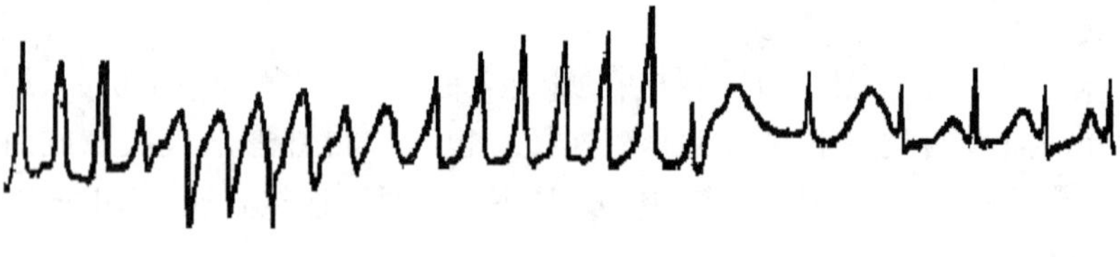

4. 房室完全传导阻滞

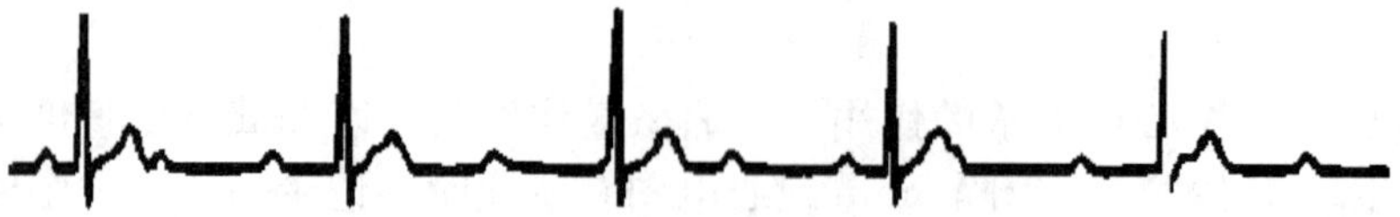

5. 心室扑动与心室颤动

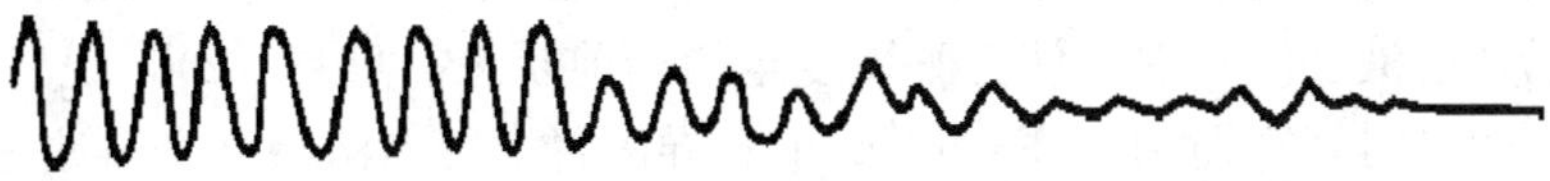

实验三十　药物对离体蛙心的影响

【目的】

利用离体蛙心观察毒毛花苷 K、异丙肾上腺素和普萘洛尔的作用及其相互影响。

【原理】

蛙或蟾蜍等两栖类动物的离体心脏在一定条件下能存活较长时间，适用于观察药物对心脏的作用。因强心苷对衰竭心脏作用明显，故可利用低钙使离体蛙心功能损害，借以观察药物的作用。

【器材】

毁髓针、蛙板、手术器械、蛙心套管、烧杯、滴管、蛙心夹，0.25ml 注射器、1ml 注射器、双凹夹、铁支架、线、BL－420 生物机能实验系统、张力换能器、STY－Ⅱ型多功能放大器、电子稳定器、1g 重物、胶泥。

【药品】

林格液、低钙林格液、7×10^{-4} mol/L 盐酸普萘洛尔溶液、2×10^{-2} mol/L 盐酸异丙肾上腺素溶液、1.15×10^{-2} mol/L 毒毛花苷 K 溶液。

【动物】

蛙或蟾蜍。

【方法】

1. 连接并调节记录装置。

2. 制备离体蛙心标本　取蛙或蟾蜍一只，用毁髓针由枕骨大孔插入，破坏脊髓及大脑。然后将蛙固定于蛙板上，依次剪去胸部皮肤和胸骨，充分暴露心脏；剪开心包膜，结扎右主动脉，在左主动脉下穿一线，然后在左主动脉上剪一“V”形口，将盛有林格液的蛙心套管由“V”形口插入主动脉，经动脉球进入心脏（套管经过动脉球后，即转向左后方，左手用镊子轻轻将动脉向套管移动的相反方向提起，右手小指轻推心室，使套管顺利地进入心室。此时可见管内液面随心室搏动上下移动）。随即将松结扎紧，剪断左、右主动脉，轻轻提起心脏。在静脉窦和上下腔静脉之间，用线结扎（切勿扎静脉窦）并剪断。用滴管吸去套管内血液并用林格液连续清洗几次，直至蛙心套管内无血色。

3. 描记及给药　将蛙心套管固定在木试管夹上，用蛙心夹夹住心尖部，与记录仪换能器相连接。描记一段正常曲线，观察心脏收缩的振幅、心率。然后将蛙心套管内的林格液取出，加入 1.2ml 低钙林格液，描记收缩曲线并观察上述各项指标。待收缩曲线稳定后，按下列顺序给药：

（1）滴入 1.15×10^{-2} mol/L 毒毛花苷 K 溶液 0.2ml，待作用明显后，用低钙林格液冲洗 1～2 次，使心脏活动恢复至给药前状态。

（2）滴入 7×10^{-4} mol/L 普萘洛尔溶液 0.2ml，观察有何变化。

（3）待作用明显后，立即重复（1），观察有何变化。

（4）用林格液冲洗 3 次，使心脏恢复正常收缩状态（若不能恢复正常，另换标本），描记收缩曲线。然后换成 1.2ml 低钙林格液，待曲线稳定后，向套管内加入 2×10^{-2} mol/L 异丙肾上腺素溶液 0.2ml，观察有何变化。

（5）用低钙林格液冲洗 3 次，使心脏恢复至给药前状态，重复（2），观察有何反应。

（6）当作用明显时，立即加入 2×10^{-2} mol/L 异丙肾上腺素溶液 0.2ml 观察有何变化。

【结果】

取下打印实验图，标记有关实验条件，标明实验题目，药物剂量，分析实验结果。

【注意事项】

1. 每次换液时套管内液体量应一致。
2. 制备标本时，应避免损伤心脏。
3. 毒毛花苷 K 溶液用量为参考量，应逐滴加入，作用明显时即可停药，以免过量中毒。

实验三十一　强心苷对在体兔心脏的作用

【目的】

观察强心苷对衰竭心脏收缩力、心率的影响以及强心苷的毒性作用。

【器材】

兔手术台、微机、肌力换能器、微型人工呼吸机、小型拉钩、手术器械、骨剪等。

【药品】

20%乌拉坦、2%戊巴比妥钠、毒毛花苷 K、肾上腺素和异丙肾上腺素等。

【动物】

兔。

【方法】

将家兔静脉注射乌拉坦（1ml/kg）麻醉后，仰位固定于手术台上。剪去颈部的毛，沿气管切开颈部皮肤，分离气管，插入气管插管，备连接人工呼吸机之用。静注肝素 500U/kg，分离左颈总动脉，连血压于微机上。

沿胸部正中线切开皮肤，用刀背剥离胸骨肌肉，暴露胸骨。连接人工呼吸机，进行人工呼吸。以骨剪沿中线剪开胸骨，用拉钩将胸壁拉开，将心包膜纵行剪开，以缝合针缝在胸壁组织上，将心脏托起。用细针在心尖部穿一线连接于肌力换能器上。打开微机，描记心肌收缩曲线，并以温生理盐水经常滴于心脏表面，保持湿润。

待描记正常血压、心脏收缩曲线后，经输液三通按下列顺序给药：

（1）肾上腺素 10μg/kg。

（2）异丙肾上腺素 0.25μg/kg。

（3）2%戊巴比妥钠 2ml。2min 后做下一项。

（4）重复（3）（一般可使心脏收缩幅度降低至用药前的 1/2～2/3），如抑制不明显，可重复（3）这种心脏抑制作用可持续 40min。

（5）毒毛花苷 K 0.25mg。如 3min 内无效可再重复一次。

（6）毒毛花苷 K 0.25mg。

（7）剪辑图形，打印结果。

【结果】

取下打印实验图，标记有关实验条件，标明实验题目、药物剂量，分析实验结果。

【注意事项】

每次给药前后要加快纸速以记录心率。人工呼吸 5s，记录心脏收缩幅度。

【讨论题】

1. 简述强心苷加强心肌收缩力的作用特点？
2. 毒毛花苷 K 对心肌收缩力减弱的心脏有何作用？
3. 毒毛花苷 K 剂量加大时，有何不良后果，用什么方法解救？
4. 肾上腺素和异丙肾上腺素对心脏血压的作用与毒毛花苷 K 有何不同？

实验三十二　普萘洛尔对氯仿引起心室颤动作用的影响

【目的】

观察抗心律失常药的抗心律失常作用。

【器材】

大烧杯、注射器、蛙板、剪刀、棉球。

【药品】

0.1%普萘洛尔溶液、生理盐水、苦味酸溶液。

【动物】

小白鼠 4 只。

【方法】

取小白鼠 4 只，称重编号。2 只小白鼠腹腔注射普萘洛尔（0.2ml/10g），另外 2 只腹腔注射等量的生理盐水作对照。注射 30min 后，将小白鼠扣入预先放一浸 0.5ml 氯仿棉球的大烧杯内，注意观察小白鼠的呼吸情况。当呼吸完全停止后，取出小白鼠立即剖胸直接观察心脏的跳动情况，比较给药组与对照组的结果。

【结果】

把各小组实验的结果，出现室颤动物数及未出现室颤动物数，与二者的总和分别填入下表。

各实验小组的结果统计

组别	室颤动物数	无室颤动物数	合计（N）	*P* 值
给药组	(a_1)		(n_1)	
对照组	(a_1)		(n_1)	

本例为定性资料，选用“MP 法”的小样本小反应率校正“*t* 检验”。

【注意事项】

小白鼠呼吸停止后不可在烧杯内停留时间过久。剖胸时不可将其心脏剪破。

【讨论题】

室上性心动过速时用哪些药物治疗，其药理作用依据是什么？

实验三十三　强心苷对家兔在体衰竭心脏的作用

【目的】

观察强心苷对衰竭心脏的强心作用及过量中毒情况。

【原理】

大剂量戊巴比妥钠可造成家兔急性心力衰竭。强心苷能改善衰竭心脏的血流动力学，加强左心室功能，但过量强心苷易引起室性心律失常。在家兔心衰模型上应用强心苷，随着剂量的增加，可观察到强心苷的治疗作用和毒性反应。

【器材】

BL-420生物机能实验系统、动物人工呼吸机、微量注射泵。

【药品】

3%戊巴比妥钠溶液、20%乌拉坦溶液、毒毛花苷K溶液、0.5%肝素溶液、生理盐水。

【动物】

家兔。

【方法】

1. 麻醉与手术　选择3kg以上健康家兔，耳缘静脉注射20%乌拉坦（4ml/kg）麻醉。仰位固定于手术台上，气管插管，连接人工呼吸机（参数设定：呼、吸时比为1.5∶1；呼吸频率为31次/min；潮气量为10ml/kg）。将针形电极按红（右上肢）-黄（左上肢）-绿（左下肢）-黑（右下肢）分别插入四肢皮下并与1通道连接，记录Ⅱ导联心电。右颈总动脉插管，缓缓推进，使其通过主动脉瓣到达左心室（以舒张压出现负值为进入左心室的指标），换能器与2通道连接记录左心室内压。左颈动脉插管，换能器与3通道连接记录血压。启动BL-420生物机能实验系统（参数设定：实验项目-循环系统-血流动力学模块），记录正常心功能指标：Ⅱ导联心电图、心率（HR）、血压（BP）、左室收缩压（LVSP）、左室舒张末期压（LVEDP）、左室平均压（LMVP）、左室内压最大上升和下降速率（$LVdp/dt_{max}$）等。

2. 建立急性心衰模型　将3%戊巴比妥钠溶液经微量注射泵以0.5ml/min速度由颈静脉恒速输注，以LVSP下降到给药前水平的40%～50%为急性心衰指标，此时停止输注戊巴比妥钠。稳定10min，再次记录上述各项指标。

3. 观察强心苷的治疗作用及心脏毒性　将0.125mg/ml的毒毛花苷K（一般准备6ml）以0.3ml/min的速度经颈静脉恒速输注，每5min记录一次上述各指标，以心电图上出现心律失常为中毒标志。

【结果】

将测量数据记录于下表，剪辑、打印相关图形。

强心苷对家兔在体衰竭心脏的作用

给药情况	LVSP (mmHg)	LVEDP (mmHg)	LMVP (mmHg)	HR (次/分)	$LVdp/dt_{max}$ (mmHg/s)
给药前					
戊巴比妥钠					
毒毛花苷K					

【注意事项】

1. 插入心导管前应首先在体表粗略测量一下需要的心导管长度，插入心导管时动作应轻柔，边插入边注意观察血压变化，避免将心脏刺穿或导管紧贴心脏内壁。

2. 因为双侧颈总动脉都要插管，所以一定要胆大心细，力求避免插管失败。

3. 注意记录给药前各指标，因为判断是否出现心衰是以给药前指标为依据的。

实验三十四　小白鼠耐缺氧试验

【目的】

观察药物对小白鼠缺氧耐受力的影响。

【器材】

125ml 广口瓶、粗天平、1ml 注射器、100ml 量筒、铁支架、双凹夹、弹簧夹、滴定管夹、直角玻璃管、橡皮管 2 段（每段 6～8cm）、10ml 吸管。

【药品】

生理盐水、钠石灰、0.1%普萘洛尔溶液、红染料、干棉球、镊子。

【动物】

小白鼠（18～22g）。

【方法】

将钠石灰 5g 放于 125ml 广口瓶内，用以吸收二氧化碳与水分。然后取小白鼠 2 只称重并标记。甲鼠腹腔注射 0.1%普萘洛尔溶液 0.2ml/10g，乙鼠腹腔注射等容量的生理盐水。15min 后分别放入广口瓶内。按老师黑板绘图所示装好测定装置，盖紧瓶塞。通过橡皮管注入空气，使吸管内溶液排入量筒，读出量筒液面的容积毫升数，用弹簧夹夹紧橡皮管，并立即开始记录时间。随着小鼠耗氧，呼出的二氧化碳被钠石灰吸收，装置内气体减少，使管内红色液面上升，而量筒液面下降。10min 时，读出量筒液面下降的毫升数，即为 10min 的耗氧量。比较给药组及对照组小鼠 10min 的平均耗氧量有何不同。

【结果】

组别	鼠号	体重	量筒液面下降耗氧量 ml/10min	平均耗氧量 ml/10min
普萘洛尔	1			
	2			
	3			
	4			
	5			
	6			
生理盐水	1			
	2			
	3			
	4			
	5			
	6			

【讨论题】

试述普萘洛尔增加耐缺氧作用的临床意义。

病例讨论

1. 患者，男，72 岁。主诉：因反复心前区绞痛 11 年，心悸、气促 4 年，加重 10 天入院。既往史：既往曾 2 次发生急性心肌梗死，5 年前确诊缺血性心肌病并发高脂血症，无高血压及糖尿病病史，曾多次行心脏彩超测得左心射血分数在 18%～26%。查体：T：36℃，P26 次/分，R 15 次/分，BP15/11kPa；重病容；口唇、甲床轻度发绀；双肺底部闻散在的小水泡音，心界向两侧扩大，心尖向左下方移位，心律齐，无杂音；双下肢轻度凹陷性水肿，余未见异常。实验室及辅助检查：①血 TC6.23mmol/L，LPL－C 4.49mmol/L，血生化、血糖、电解质正常；②X 线胸片示心胸比率为 0.61；③ECG 示左心房增大，陈旧性下壁心肌梗死，偶发房早；④心彩超示左心室舒张末径 68.1mm，容积 240ml，左心室收缩末径 62.6mm，容积 198.3ml，每搏搏出量 41.7ml，射血分数 17%。

诊断为缺血性心肌病、心力衰竭三度（心功能Ⅳ级）。

分析与讨论：

（1）抗慢性心功能不全的药有哪些？怎么分类？

（2）哪些药物可减轻心脏负荷？（利尿药如何选用和应用时需注意哪些问题？血管扩张药有哪些，如何选择？）

（3）哪些药物具有强心作用？（强心苷类、β 受体激动药、磷酸二酯酶抑制药三类药物的适应证、不良反应、临床评价？）

（4）β 受体阻断药是否可用于该病例？目前 β 受体阻断药应用于心衰方面的进展如何？

2. 患者，女，28 岁。因风湿性心脏病、二尖瓣狭窄并关闭不全，急性左心功能不全（心功能 IV 级）、低钾血症入院。入院后静注毒毛花苷 C（西地兰）0.6mg 后心衰加重，心电图Ⅰ、Ⅱ、Ⅲ、aVF、V_2、V_3 直立、P_{aVR} 倒置。I 导联心房率 240 次/分，房室传导比例为 4∶3，P－R 间期逐渐延长。诊断为西地兰中毒致阵发性房室阻滞性房速（PATB）。

分析与讨论：

（1）洋地黄中毒临床表现有哪些？

（2）中毒的机制？

（3）哪些情况下不应使用洋地黄类？

（4）中毒后如何抢救？

3. 患者，男，69 岁。主诉：发作性心慌、头痛、眼花 3 天入院。

既往史：高血压病史 5 年。查体：T：36℃，P56 次/分，R 16 次/分，BP 163/98mmHg；眼底视网膜动脉狭窄，动脉交叉压迫；颈静脉轻度充盈；窦性心律，主动脉第二音亢进；腹部血管杂音（＋），余未见异常。

实验室检查：X 线胸片、心彩超示左心室肥厚；动态 ECG 示窦性心律、窦性心动过缓，偶见多源性房早，前侧壁心肌缺血。诊断：冠心病、心功能Ⅱ级、原发性高血压Ⅱ期。处理：低盐、低脂饮食。氨氯地平（络活喜 ）5mg qd；硝酸异山梨酯（易顺脉）20mg bid；阿司匹林 0.15g qd；舒氟美 0.1g bid（茶碱缓释片，对呼吸道等平滑肌有较强的松弛作用，尚有加强心肌收缩力、增加心输出量及利尿的作用）。

分析与讨论：

（1）高血压治疗有哪些药物？如何分类？

（2）高血压合并冠心病可选用哪些药物？［β受体阻滞药、长效钙拮抗药、血管紧张素转换酶抑制剂（ACEI）］

（3）高血压合并胰岛素抵抗可选用哪些药物？（ACEI、α_1 受体阻断药，合并 2 型糖尿病加用二甲双胍，三者都可增加机体对胰岛素的敏感性）

（4）高血压合并肾功能不全可选用哪些药物？（ACEI）

（5）高血压合并左心室肥厚可选用哪些药？（最有效的是 ACEI，其次是长效钙拮抗药和β受体阻滞药，而利尿药作用不明显）

（6）高血压合并高脂血症可选用哪些药物？［α_1 受体激动药，抑制肝β-羟基-β甲基戊二酰辅酶 A（HMG-COA）还原酶对脂质代谢起有利影响，ACEI 和钙拮抗药对脂质无不良影响，不用甲基多巴和利血平］

4. 患者，女，53 岁。9 年前开始有发热、双膝关节疼痛、劳动后心悸气短。近 3 年来，患者活动后心慌气短加重，剧烈活动后尤甚，仅能胜任一般轻工作，还经常伴有全身疼痛。当地医院诊断为“风湿性心脏病”。近半年来，患者病情加重，经常心慌、气促、咳嗽、下肢水肿，有时痰中带血。患者曾在当地医院用青霉素、链霉素、双氢克尿噻、呋塞米、地高辛治疗，症状有所缓解。近日来，症状较前明显加重，稍动即喘、呼吸困难、不能平卧。颈静脉怒张，肝于肋下 4cm，肝颈逆流征（＋）。心率 96 次/分，心尖部可闻及Ⅱ级收缩期杂音和中度舒张期杂音。二尖瓣面容（两颊紫红，口唇轻度发绀），尿少。当地医院诊断为：风湿性心脏病，二尖瓣狭窄和心衰。用毒毛花苷 K 和西地兰抢救，并给予双氢克尿噻。3 天前因转院，为防止途中劳累症状加重，患者开始口服地高辛 2 片，每日 3 次，泼尼松 5mg，每日 3 次。昨天，患者感觉心悸、胸闷不适，恶心呕吐 2 次。今晨，患者继续口服地高辛和泼尼松 1 次，恶心呕吐更甚，来院就诊。心电图显示心律不齐，二联律，心率 140 次/分。诊断：风湿性心脏病（二尖瓣狭窄），心功能不全Ⅱ级，洋地黄中毒。治疗：当日即用利多卡因 200mg，静脉点滴，未见效果。加用氢化可的松 12.5mg，口服 10％枸橼酸钾 20ml，5％葡萄糖注射液 500ml 内加 10％KCl 15ml 静脉点滴。查：血钾 3.22mmol/L，血钠 90 mmol/l。次日，心率仍快，继续补钾。

分析与讨论：

（1）诊断洋地黄中毒的依据是什么？应用泼尼松时应注意什么问题？

（2）洋地黄中毒时应使用何药对抗？其对抗机制是什么？

（3）对该患者所患疾病如何继续治疗？可选用哪些药物？

5. 患者，女性，78 岁。风心病二尖瓣狭窄，30 多年前曾做扩张手术，一度好转后逐渐加重。先有气短，发绀，泡沫痰，不能平卧。近几年上述情况减轻，但出现水肿，腹胀。查体：无发绀，坐位即见颈静脉怒张，卧位更加重。心向两侧扩大，心音远，心率 110 次/分，杂音不明显，肺底少量湿啰音，肝肋下 5 指，剑突下 8 指，压痛，腹水征（＋）。该患者医疗诊断为风湿性心脏病：①二尖瓣狭窄；②心功能不全三级。

分析与讨论：

（1）该患者可用什么药物治疗？

（2）写出药物治疗方案并说明理由。

6. 患者，男，62 岁。2006 年 5 月起经常劳累后心前区闷痛，含服硝酸甘油 1 片（0.6mg，以下同），3～5min 缓解。做双倍二阶梯运动试验阳性，诊断为冠心病、心绞痛。2008 年初，每天疼痛 2～3 次，每次含服 3～5 片，并加服硝酸异山梨酯（消心痛）每日

30mg。3 个月后心绞痛频繁，多在安静时发生，含药量每日达 5～8 片，2009 秋发作次数增到 5～8 次，每日含药量 10～16 片，同时口服硝苯地平 20mg/次，3 次/天。两周后病情稳定。

分析与讨论：

（1）硝酸甘油治疗心绞痛的机制？

（2）硝酸甘油的常见不良反应有哪些？

7. 患者，男性，65 岁。发现高血压已 20 年，近 1 年来在劳累激动后多次出现胸前痛，每次 1～2min，可自行缓解。近 1 周来，发作频繁，每次持续时间 20～30min，须经用药方能缓解，昨晚因饮酒突感发慌，并有窒息感，呼吸困难，左胸前持续前持续疼痛，用药后不缓解，随送医院。

查体：呼吸：30 次/分，脉搏：110 次/分，血压：160/95mmHg。神志清，前额及手足冷汗，口唇发绀，两肺布满细湿啰音，心律不齐，期前收缩频繁。心电图示窦性心动过速，频发性、多源性室性早搏，左室前壁心肌梗死。

初步诊断为：①高血压病；②急性心肌梗死；③频发性室性早搏；④急性肺水肿。

医生先后采取以下治疗措施：①给氧；②皮下注射吗啡 10mg；③静注利多卡因 100mg，后改静脉点滴；④静脉持续点滴硝普钠；⑤静注呋塞米 40mg。

分析与讨论：

（1）以上处置的药理学依据是什么？

（2）医生为什么没给病人用强心苷？说明理由？

（于　淼　王晓峰）

第八章　内脏、激素类药物实验

实验三十五　利尿药和脱水药对家兔尿量的影响

【目的】

学习利尿实验方法，观察呋塞米和高渗甘露醇注射液对不麻醉兔的利尿作用。

【原理】

呋塞米是高效利尿药，可抑制肾小管髓袢升支粗段 $Na^{+}-K^{+}-2Cl^{-}$ 协同转运体，增高肾小管液中 Na^{+}、K^{+}、Cl^{-}浓度，降低肾的稀释功能；同时髓质间液高渗状态下降，使肾的浓缩功能也下降，结果排出大量近似等渗的尿液。甘露醇快速静脉注射可致血浆高渗状态，使组织脱水、血浆容量增加、肾血流量增加，加上甘露醇进入肾小管，提高肾小管液的晶体渗透压，使水重吸收减少，产生渗透性利尿。

【动物】

雄性家兔 2 只。

【器材】

兔手术台、10 号导尿管、量筒、烧杯、兔开口器、兔胃管、注射器。

【药品】

0.9%NaCl、1%呋塞米、20%甘露醇、液体石蜡。

【方法】

（家兔导尿管法）

1. 取雄性家兔 2 只，分别称重，用胃管灌入温水 40ml/kg。30min 后，将兔背位固定于手术台上。

2. 将导尿管前端用液体石蜡润滑，自尿道口逆行缓慢插入膀胱。导尿管通过膀胱括约肌进入膀胱后，即有尿液自导尿管滴出。再插入 1～2cm（共插入 8～12cm），用胶布将导尿管与兔体固定。

3. 将最初 5min 内滴出的尿液弃去不计。待尿液滴数稳定后，在导尿管下接一量筒，记录每分钟尿液滴数，收集 20min 内滴出的尿液，计其 ml 数（亦可用自动计滴装置计数 20min 内每分钟尿液滴数），作为给药前的对照值。

4. 耳缘静脉注射给药

（1）甲兔：1%呋塞米 1ml/kg（10mg/kg）；

（2）乙兔：20%甘露醇注射液 5ml/kg。

给药后同前计数 20min 内的尿量，并比较 2 兔给药前后尿量的变化。

【结果】

兔号	药物	给药前尿量（ml）	给药后药量（ml）	
		30min	30min	60min
甲	呋塞米			
乙	甘露醇			

【注意事项】

1. 为避免导尿不畅，可在导尿管的尖端两侧各剪一小孔。导尿管插入的深度也应适当。

2. 家兔在实验前 24h 应供给充足的饮水量或青饲料喂养。

【讨论题】

1. 利尿药及脱水药的定义各是什么？在本实验中能否看出两者的区别？及各自在临床使用的意义是什么？

2. 呋塞米为何有较强的利尿作用？

3. 常用利尿药的作用部位和作用机制是什么？

实验三十六　药物抗组胺作用

【目的】

验证苯海拉明对组胺引起的豚鼠气管痉挛的预防作用。

【器材】

1ml 注射器 3 副，6 号针头 3 个，台式磅秤 1 台，鼠罩 2 个。

【药品】

1%磷酸组胺溶液、1%苯海拉明溶液、生理盐水。

【动物】

豚鼠 2 只。

【方法】

取豚鼠 2 只称其体重，观察其正常呼吸情况，给甲豚鼠腹腔注射 1%苯海拉明溶液 1ml/kg。给乙豚鼠腹腔注射相应容量的生理盐水。5min 后，给甲、乙豚鼠分别腹腔注射 1%磷酸组胺 2ml/kg。观察两鼠呼吸情况和一般行为表现，在有明显区别时记录。

为观察方便起见，可将豚鼠过敏反应分为四级：

1. 挠痒、舔肢体、咳嗽、喷嚏。

2. 排便、排尿、呼吸困难。

3. 张口呼吸、喘。

4. 站立不稳、痉挛、倒地翻滚，甚至死亡。

【结果】

动物	体重	药物	正常情况	用组胺后情况
甲		苯海拉明		
		组胺		
乙		生理盐水		
		组胺		

【注意事项】

组胺中毒时，主要是支气管痉挛导致窒息，可备用1%肾上腺素0.5ml腹腔注射进行抢救。

【讨论题】

结合实验讲述抗组胺药物的药理作用、用途和不良反应。

实验三十七　药物对离体豚鼠气管环的作用

【目的】

观察药物对气管平滑肌的作用。

【器材】

BL－420生物机能实验系统、超级衡温水浴、离体器官浴管、肌力换能器、多功能放大器、弹簧夹、螺旋夹、双凹夹、铁支架、L型钩、球胆、头皮针、培养皿、手术器械、量筒、烧杯、0.25ml注射器。

【药品】

3mmol/L磷酸组胺溶液、0.4mmol/L硫酸异丙肾上腺素溶液、10mmol/L溴化乙酰胆碱、70mmol/L氨茶碱溶液、0.7mmol/L盐酸普萘洛尔溶液、克-亨液。

【动物】

豚鼠2只。

【方法】

1. 启动超级衡温水浴，调节水浴温度为37℃。

2. 制备并固定标本：取豚鼠一只，棒击头部致死。剖开颈部正中皮肤，分离肌层，从甲状软骨下至气管分叉处剪下整条气管，放入盛有克-亨液的培养皿中，剪成约5mm宽的气管环数段，取其中一段，用两只弯钩通过管腔将其挂住（注意不要直接挂在气管背侧面的平滑肌上）。一端连于L型钩上，放入盛有15ml克-亨液的浴管中，通O_2并固定L型钩。另一端借助丝线连接在肌力换能器上，移动肌力换能器的高度，使记录笔由基线上升至2g负荷时的位置（此时标本的静息张力即为2g），平衡20min后给药。

3. 给药（浴管内营养液为15ml，每次加药量均为0.15ml，静止描记）。

（1）10mmol/L溴化乙酰胆碱溶液，待反应达高峰时，加入0.4mmol/L硫酸异丙肾上腺素溶液，观察反应有无变化，冲洗3次。

（2）3mmol/L磷酸组胺溶液，待反应达高峰时加入70mmol/L氨茶碱溶液，观察反应有无变化后，冲洗3次。

（3）0.7mmol/L盐酸普萘洛尔溶液，待反应达高峰时加入0.4mmol/L硫酸异丙肾上腺素溶液，观察与第一次给药时反应是否相同。待曲线不再变化时，加入70mmol/L氨茶碱溶液。

【结果整理】

对图形进行剪辑，标记实验题目、药物、剂量及其他实验条件，并对图形进行分析讨论。

【注意事项】

1. 制备离体气管标本时动作宜轻巧，勿损伤平滑肌。

2. 气管平滑肌无自发性收缩，平衡时间1h左右反应较好。其对药物的反应较慢，每次给药后需观察5min。

3. 本实验也可用气管条、气管片或气管连环等标本来做。

【讨论题】

结合实验讨论平喘药可分几类？说出各类药的作用机制及代表药物。

实验三十八　硫酸镁、液体石蜡的导泻作用

【目的】

观察硫酸镁、液体石蜡对肠道的作用，了解其导泻作用机制。

【器材】

兔手术台1个，台式磅秤1个，剪刀1个，镊子1个，小剪刀1个，血管钳1个，500ml烧杯1个，10ml注射器1只，4号针头3个，纱布，线，2ml注射器3个，5号针头1个。

【药品】

20%乌拉坦溶液、20%硫酸镁溶液、液体石蜡、生理盐水。

【动物】

家兔。

【方法】

取家兔一只，称体重，按每公斤体重用20%乌拉坦5ml做静脉注射麻醉，固定于手术台上，沿腹中线剪开皮肤及腹膜，取出小肠于回盲区将肠内容物挤向结肠，并以线结扎，将结扎的上端分成三段，兔肠每段约3cm，分段结扎，使其互不相通，勿伤及肠系膜的血管，然后给兔肠各段分别注入下列药物2ml。

1. 20%硫酸镁溶液。

2. 液体石蜡。

3. 生理盐水。注射完毕后将肠段放好，勿使暴露在体外，用血管钳夹紧腹部剪开的肌肉和皮肤，用温盐水纱布覆盖在腹部上保温，以免干燥，2h后观察各肠段的变化情况，如膨胀与充血情况，然后用注射器抽取各段内的液体，比较其容量，并剪开肠壁，观察壁内充血程度。

【注意事项】

1. 打开腹腔后应尽量少刺激内脏，并以少量温生理盐水湿润之。

2. 药物的用量、视肠膨胀程度而定，肠以中度膨胀为准，各肠段药量相等（即3cm之肠段约注入2ml药液）。

【结果】

肠段	注入药液	膨胀程度	容量（ml）	肠黏膜充血程度
Ⅰ	20%硫酸镁 2ml			
Ⅱ	液体石蜡 2ml			
Ⅲ	生理盐水 2ml			

【讨论题】

结合实验结果讨论硫酸镁、液体石蜡的导泻作用和临床用途。

实验三十九　糖皮质激素和水杨酸钠的抗炎作用

【目的】

观察地塞米松和水杨酸钠的抗炎症渗出作用。

【器材】

大鼠固定筒、大鼠后足容积测量器、注射器、小烧杯、台秤。

【药品】

0.5%地塞米松注射液、30%水杨酸钠、10%鲜鸡蛋清。

【动物】

雄性大白鼠。

【方法】

1. 取雄性大白鼠3只，标号，称重后，分别腹腔注射下列药物：

（1）甲鼠生理盐水1ml/kg。

（2）乙鼠地塞米松注射液（0.5%溶液1ml/kg）。

（3）丙鼠水杨酸钠300mg/kg（30%溶液1ml/kg）。

2. 依次将各鼠左、右后肢踝关节以下毛剪去，在围绕踝骨的突起点处用圆珠笔画一圈，作为标志。将实验鼠放入固定筒内，使后肢暴露在筒外。逐一将各鼠左、右后肢浸入容积测量仪内，浸入深度以画圈处为界，依次测量右后足的正常体积并记录于表内。

3. 在各鼠给药后15min，从左、右足掌心向踝关节方向皮下注射10%鸡蛋清0.1ml。

4. 于注射蛋清后0.5、1、1.5及2h，分别测量右后足的体积。各鼠注射致炎剂（蛋清）后的体积减去原来正常体积，即为各个时间的右后足肿胀度。

【结果】

鼠号	体重（g）	药物及剂量	右后足的正常体积（ml）	注射蛋清后的肿胀度（ml）			
				0.5h	1h	1.5h	2h
甲							
乙							
丙							

综合各小组结果，标出各给药组与对照组大鼠右后足不同时间肿胀度的平均值，然后肿胀度平均值作纵坐标，时间作横坐标，绘制各抗炎药物与对照组作用的时效曲线。

【注意事项】

本实验取得良好结果的关键在于准确测定大鼠右后足体积，因此，每次将右后肢浸入容积测量仪的深度要完全一致，以画圈处为界。

【讨论题】

1. 结合本次实验结果，讨论地塞米松、水杨酸钠抗炎作用的区别。

2. 中毒性痢疾患者有休克、高热、腹泻等症状，选用糖皮质激素治疗的目的何在？作用原理是什么？应该同时合用什么药？为什么？

实验四十 氢化可的松对细胞膜的保护作用

【目的】

观察氢化可的松和地塞米松对细胞膜的保护作用。

【器材】

5ml 量筒 1 个、试管 2 支、试管架 1 个、离心机 1 台、冰箱 1 台。

【药品】

0.5%氢化可的松溶液、生理盐水、4%桔梗煎剂、2%红细胞混悬液。

【动物】

家兔 1 只。

【方法】

取试管 3 支，各加入 2%红细胞混悬液 3ml。第一试管加生理盐水 1.5ml，第二试管加生理盐水 1.0ml，第三试管加 0.5%氢化可的松溶液 1.0ml 摇匀。20min 后第二、三试管各加 4%桔梗煎剂 0.5ml 摇匀，每 2～3min 观察一次，三管中哪管有溶血反应，并记录之。

【结果】

试管	2%红细胞液	生理盐水	0.5%氢化可的松	4%桔梗煎剂	结果
1	3ml	1.5ml	—	—	
2	3ml	1.0ml	—	0.5ml	
3	3ml	—	1.0ml	0.5ml	

【注意事项】

1. 2%红细胞混悬液制备时，取家兔一只，从耳静脉或心脏取血，并去纤维蛋白，置于刻度离心管中，加入适量生理盐水后离心，倾去上层液，再反复用生理盐水洗 2～3 次，待离心后上层液呈无色澄明为止，放入冰箱存贮（有报道认为经 5～7℃冰箱贮存 3～5 天的红细胞稳定性提高）。临实验前倾去上层清液，取 2ml 红细胞混悬液加生理盐水至 100ml 即得。

2. 桔梗因产地、保管及配制方法等因素常影响实验结果，最好能用纯皂苷粉，每管加 0.3ml（用 1∶3000 的皂苷溶液）。

实验四十一 糖皮质激素对毛细血管通透性的影响

【目的】

观察糖皮质激素对血管通透性的影响。

【器材】

钟罩（或大烧杯）1 个、1ml 注射器 2 个。

【药品】

5%氢化可的松溶液、1%的伊文蓝（或美蓝）溶液、二甲苯。

【动物】

小白鼠 2 只。

【操作】

取小白鼠2只，分别称重、标记，甲鼠背部皮下注射0.5%氢化可的松溶液0.1ml/10g，乙鼠背部皮下注射生理盐水0.1ml/10g，30min后，分别给两鼠腹腔注射1%伊文蓝溶液0.15ml/10g，10min后分别在两只小鼠的耳朵上滴二甲苯，观察两鼠耳郭颜色有何变化。

【结果】

鼠号	体重（g）	药物及剂量	耳郭颜色
甲			
乙			

【讨论题】

1. 试述糖皮质激素抗休克的作用原理。
2. 糖皮质激素可治哪些感染性疾病？应用注意事项有哪些？

实验四十二　胰岛素过量反应及其解救

【目的】

观察胰岛素过量引起的低血糖反应及葡萄糖救治效果。

【器材】

大烧杯（1000ml）、注射器（1ml）、针头（5号）、恒温水溶锅、有孔玻板。

【药品】

胰岛素注射液（5U/ml）、250g/L葡萄糖注射液。

【动物】

小白鼠。

【方法】

1. 取禁食（不禁水）24h小鼠两只，称重编号，将装有小鼠的烧杯放入水温为37～38℃的水浴锅中，观察并记录每只小鼠的正常活动情况。

2. 2只小鼠分别腹腔注射胰岛素液5U/10g，置于水浴锅中的大烧杯内，盖以有孔玻板，观察小鼠行为有何改变？当小鼠发生惊厥时，迅速取出一只，将预先备好的250g/L葡萄糖注射液0.5～1.0ml即刻腹腔注射（能够尾静脉注射更好），另一只腹腔注射等量的生理盐水，比较两只小鼠的结果有何不同？

【结果】

自行设计表格，将实验结果记入其内。

【注意事项】

1. 实验小鼠一定要禁食24h，否则将影响胰岛素过量反应的表现。
2. 恒温水浴锅的水温应保持37～38℃。水温过高小鼠足趾不能忍受热刺激疼痛而上跳，难以观察低血糖反应；水温过低时低血糖反应出现延缓甚至不出现。
3. 胰岛素过量的低血糖反应以躺倒或抽搐的出现为救治指征。
4. 抢救用的高渗葡萄糖液应事先抽好备用。

【讨论题】

1. 胰岛素过量所致的低血糖反应有哪些临床表现？如何防治？

2. 低血糖反应的发生机制是什么？

病例讨论

1. 患者，李某，女，32 岁。近两个月来出现颈部增粗，心悸，体重下降，来院就诊。查体：心率 120 次/分，双眼明显突出，手颤，甲状腺Ⅱ度增大，表面光滑，实验室检查 T_3、T_4 均升高。该患者确诊为甲状腺功能亢进症（甲亢）。

分析与讨论：

（1）针对甲亢，临床可采用哪些治疗方法？可选择哪些药物？

（2）如需手术治疗甲亢术前如何准备？

2. 李某，女，43 岁，一年以来多饮，多尿，乏力，近来症状加重，来院就诊。查体：体重超重 12%，空腹血糖和餐后血糖均高于正常，结合临床表现，诊断为 2 型糖尿病。

分析与讨论：

（1）根据上述情况，可用哪些药物治疗？

（2）如需注射胰岛素应注意哪些不良反应？

3. 患者，男，37 岁，有支气管哮喘病史，1 月 23 日从南方到北方出差，下火车后感觉很冷，突然胸闷、气短、呼吸困难，当天夜间呼吸困难加重，喉中有哮鸣音，立刻去医院急诊就医。患者主要临床表现为：呼吸困难、哮鸣音、额前冷汗、唇甲发绀，查体：T：37℃，BP：120/80mmHg，听诊两肺满布哮鸣音。此患者被诊断为支气管哮喘急性发作。

分析与讨论：

（1）针对此患者的临床治疗原则是什么？应该选用什么药物？

（2）糖皮质激素在治疗哮喘时应注意什么？

4. 患者，女，38 岁，上腹部疼痛三年余，时轻时重，无明显诱因近十余天加重，伴有烧心，饥饿时疼痛明显，饭后缓解，常常夜间痛醒。此患者被诊断为消化性溃疡。

分析与讨论：

（1）针对此患者的临床治疗原则是什么？应该选用什么药物？

（2）如何根治幽门螺杆菌感染？

5. 高某，男，58 岁。近几个月来感觉四肢无力，下肢水肿，尿中泡沫增多，遂去医院就诊。经实验室检查，尿蛋白 50mg/L，血浆蛋白 25g/L，总胆固醇 8.46mmol/L，三酰甘油（甘油三酯）4.30mmol/L。结合其他的检查，诊断为肾病综合征。

分析与讨论：

（1）请问该患者可以用哪些药物治疗？

（2）治疗期间会出现哪些不良反应？该如何防治？

6. 患者，男，46 岁，因腹痛、腹泻、呕吐多次，自服甲氧氯普胺（胃复安）、四环素。翌日中午睡醒时，突然发作吞咽困难、张口不能闭合、言语不清，头颈部先向后、逐渐向左扭转，双手发抖。约 5min 渐渐缓解，20～30min 后，上述症状复现。发作时神志清醒。来院就诊时再发作一次，除上述症状外，眼球向左斜视，四肢肌张力增高，无其他异常发现。发作间隙，体检完全正常。考虑为胃复安致锥体外系反应，即停服胃复安，继续用四环素，并肌内注射东莨菪碱0.5mg及苯巴比妥钠0.1g。观察2h症状缓解，随访一周未再复发，脑电图检查正常。

分析与讨论：

（1）分析胃复安产生锥体外系反应的机制？

（2）胃复安和氯丙嗪等药物所致锥体外系反应可用哪些药物治疗？并说明作用机制？

7. 患者，男，21岁，因畏寒、发热、四肢酸痛、乏力和麻木12天住院。四肢对称性套式浅感觉减退，腱反射迟钝，脑脊液显示蛋白质升高而细胞数正常。诊断为感染性多发性神经炎（格林-巴利综合征）。用泼尼松治疗30mg/d。服药第26天，总剂量780mg，出现精神症状。以兴奋失眠起始，语多且语无伦次，手足挥动不停，坐立不安，整日忙于管理内务，有时行为荒谬，如喝洗脸水、吃香烟灰等。将泼尼松量减为10mg/d，上述兴奋症状消失，但对事物反应迟钝，1周后精神状态完全恢复正常，继续观察一个半月，病情好转并无异常发现。

分析与讨论：

（1）长期服用肾上腺皮质激素可诱发哪些疾病？

（2）肾上腺皮质激素正确应用及停药方法有哪些？

8. 患者，男，63岁。因慢性支气管炎、肺心病入院。既往无糖尿病及低血糖史。住院期间饮食正常。入院后经吸氧、抗生素等治疗病情稳定。入院时空腹血糖4.8mmol/L，肝、肾功能正常。第4天给极化液静脉滴注，其成分为100g/L葡萄糖500ml、胰岛素4U100g/L氯化钾10ml，3h静滴完毕后，患者出现头晕、心慌、出汗、精神不振，0.5h后症状消失。等5日静滴完毕后再次出现类似反应。查体：血压15/10kPa，嗜睡状，皮肤湿润，心率110次/分，急送检血糖为2.6mmol/L，给500g/L葡萄糖40ml静注，5min后症状缓解。诊断为低血糖反应。

分析与讨论：

（1）极化液临床用途有哪些？为什么会引起低血糖反应？

（2）如何救治胰岛素引起的低血糖反应？

9. 患者，男，40岁。5年来，劳累后心悸、气短、纳差、水肿，2周来上感后症状加重。查体：血压16/9.3kPa（127/70mmHg），心大，心尖区闻及舒张期雷鸣样杂音，心率123次/分，心律不齐，心音强弱不等，颈静脉怒张，双肺底闻及湿啰音，肝肋下4cm，压痛（+），脾未触及，下肢水肿（+），脉率80次/分。诊断为①风湿性心脏病，二尖瓣狭窄；②全心功能不全。

分析与讨论：

（1）根据目前患者的病情，应进行强心利尿。那么可选用哪些利尿药？并说明原因。

（2）是否可选用甘露醇进行利尿？为什么？

（柳玉萍　赵　伟）

第九章　化学治疗药物实验

实验四十三　青霉素G钾和钠盐快速静脉注射的毒性比较

【目的】

比较青霉素G钾盐和钠盐快速静脉注射的毒性；学习小鼠尾静脉注射方法。

【原理】

青霉素G钾盐快速静脉注射，因大量注入钾离子可致心脏骤停，小鼠很快死亡。

【动物】

小鼠2只，体重18～20g。

【药品】

青霉素G钾盐注射液（10万U/ml）、青霉素G钠盐注射液（10万U/ml）、乙醇或二甲苯。

【器材】

天平、小鼠固定器、鼠笼、注射器（1ml）、针头（4号）、棉球。

【操作】

取小鼠2只，称重标记、放入小鼠固定器，用酒精棉球或二甲苯擦鼠尾使静脉充分扩张。甲鼠尾静脉注射青霉素G钾盐10000U/10g（按0.1ml/10g给药），乙鼠尾静脉注射青霉素G钠盐10000U/10g（按0.1ml/10g给药）。

【结果】

观察记录两只鼠的活动情况及结果。

【讨论题】

青霉素G钾盐和钠盐快速静脉注射，作用为什么不同？临床应用青霉素G钾盐时应注意什么？

【注意事项】

（1）两只鼠给药速度力求一致，全部药量在2s内注射完。

（2）小鼠体重不宜大，因为体重越大，尾静脉越难注射。

实验四十四　链霉素毒性反应及钙剂的对抗作用

【目的】

观察链霉素阻断神经肌肉接头的毒性及钙离子的对抗作用。

方法一　小白鼠实验法

【器材】

托盘天平、大烧杯、1ml注射器、1%氯化钙溶液。

【药品】

生理盐水、4%硫酸链霉素溶液。

【动物】

小白鼠 2 只。

【操作】

取大小相近的小白鼠 2 只，称其体重并编号，观察正常活动情况、呼吸及肌紧张后，甲鼠腹腔注射 1%氯化钙溶液 0.1ml/10g，乙鼠腹腔注射生理盐水 1ml/10g，6～7min 后分别腹腔注射 4%硫酸链霉素溶液 0.1ml/10g，观察两鼠有何变化。

【结果】

鼠号	体 重	药　物	用链霉素后的反应
甲		1% $CaCl_2$ 溶液	
乙		生理盐水	

方法二　家兔实验法

【器材】

磅秤、剪刀、注射器。

【药品】

25%硫酸链霉素溶液、5%氯化钙溶液、酒精棉球。

【动物】

家兔 2 只。

【操作】

取家兔 2 只，称体重，分别将两后肢外侧毛剪去备用，观察两兔正常活动情况及肌张力，每只家兔均由两侧后肢肌内注射硫酸链霉素 600mg/kg（25%硫酸链霉素 2.4ml/kg）。给药后 20min 观察二兔有何反应。待其中一只症状明显，立即耳静脉注射 5%氯化钙溶液 1.6ml/kg，进行救治，注意观察以上症状有何变化，另一只不解救做对照。

【结果】

记录先后给药后动物的变化。

【讨论题】

结合实验讨论链霉素有哪些不良反应及临床用药注意事项。

实验四十五　磺胺类药物的溶解性

【目的】

观察 pH 对磺胺药溶解性的影响，从而理解本类药排泄时尿液 pH 的酸碱度与其不良反应的关系。

【器材】

试管 5 支、pH 试纸、滴管 2 支。

【药品】

1∶3 醋酸溶液、磺胺嘧啶粉、10％氢氧化钠溶液。

【方法】

1. 取清洁试管 1 支，加入磺胺嘧啶粉 10mg，再加入蒸馏水 3ml 振摇之，观察是否溶解。

2. 向试管中加入 10％氢氧化钠溶液 1～2 滴，边滴边振摇，观察是否溶解？并用 pH 试纸测其 pH，记录之。

3. 再于试管中加入 1∶3 醋酸溶液 1～5 滴，随加随振摇，观察试管内有何变化？并用 pH 试纸测 pH，记录之。

4. 将此溶液等分三份，置于试管①、②、③中。

5. 试管①为对照管，试管②加入 10％氢氧化钠溶液约 3 滴，边滴边摇，观察有何变化，并记录之。试管③加入与 10％氢氧化钠溶液等量的蒸馏水，边加边振摇，有何变化？然后加水 3ml 充分振摇，有何变化？最后加入少量 10％氢氧化钠溶液结果又如何？将这些结果记录于表中。

【结果】

步骤	药　　物	是否溶解及 pH
1	加蒸馏水	
2	加 10％NaOH 溶液	
3	加 1∶3 醋酸溶液 ①对照管 ②加 10％NaOH 溶液 ③加水后的情况，再加 10％NaOH	

【讨论题】

结合实验讨论磺胺药肾毒性发生的机制。如何预防？

实验四十六　红霉素的体外配伍禁忌

【目的】

观察 pH 对红霉素溶解性的影响，从而理解红霉素的配伍禁忌。

【器材】

注射器（2ml、5ml）。

【药品】

乳酸红霉素粉针剂，0.9％氯化钠注射液，5％葡萄糖注射液，注射用水。

【方法】

将乳酸红霉素粉针剂编为甲、乙、丙号，然后甲瓶加入 0.9％氯化钠注射液，乙瓶加入 5％葡萄糖注射液，丙瓶加入注射用水，均为 6ml，振摇 3～5min 后，观察是否溶解。

【结果】

组别	药　物	是否溶解
甲	加 0.9%氯化钠注射液	
乙	加 5%葡萄糖注射液	
丙	加注射用水	

【讨论题】

结合实验讨论红霉素的配伍禁忌的临床意义。

病例讨论

1. 患者，女，20 岁，学生。3 年前出现发冷发热，疲乏无力，走路快时出现心跳气短，1 周前出现发热、腰痛。体温 38.3℃，脉搏 142 次/分，血压 110/70mmHg。两侧扁桃体肿大，两肺湿啰音，心尖区可闻及双期杂音，肝下缘位于右锁骨中线肋下 2.5 ㎝处，脾未触及，肾区叩压痛（+），两下肢水肿，血 WBC 9.8×10^9/L，中性粒细胞 84%，淋巴细胞 0.16%。经诊断为亚急性感染性心内膜炎。

分析与讨论：

（1）针对患者的临床治疗原则是什么？应该选用什么药物？

（2）青霉素与氨基糖苷抗生素合用应注意什么？

2. 李某，男，38 岁。平常酒量较大，近期患呼吸道感染，口服头孢氨苄治疗 3 天，晚餐与朋友聚会，喝白酒，不到三两，出现头痛、恶心、心跳加快、胸闷、精神恍惚、呼吸困难等，急送医院。

分析与讨论：

（1）请分析上述情况的可能原因，应如何避免？

（2）头孢菌素有哪些不良反应？

3. 患者，陈某，男，25 岁，农民。持续高热和腹泻 8 天，大便每天 5～6 次偶尔有黏液，右下腹隐痛，伴畏寒、精神萎靡、头痛、食欲缺乏、腹胀、皮肤可出现玫瑰疹、脾大、相对缓脉。血液检查：末梢血白细胞和嗜酸性粒细胞减少。大便检查：见少许白细胞及脓细胞，粪便培养分离到伤寒杆菌。临床诊断为伤寒。

分析与讨论：

（1）思考如何治疗？应该选用什么药物？

（2）喹诺酮类药物主要有哪些不良反应？

4. 患者，陈某，女，45 岁。临床诊断为急性肺水肿并发铜绿假单胞菌引起的肺炎，拟用呋塞米和庆大霉素治疗。

分析与讨论：

（1）请分析是否合理？会加重哪种不良反应？

（2）氨基糖苷类药物主要有哪些不良反应？

5. 患者，女，51 岁。因乏力、纳差 7 个月并逐渐加重，且伴腹水 3 个月，以肝硬化并腹水入院。入院后，经保肝、利尿等支持疗法，自觉症状有所减轻。2 周后出现发热，体温在 37.8～38.6℃波动，下腹部有压痛和轻微反跳痛，考虑腹水感染。用头孢噻肟钠，皮试阴性后，投用3.0g，加500g/L葡萄糖40ml，缓慢静脉注射。输注30ml时，患者口诉不适，面部发热，潮红，立即停药。2min后，患者感到胸闷、呼吸困难、恶心呕吐。查体：面色苍白、烦躁、血压6/4kPa，心率104次/min，呼吸26次/min，心电图示窦性心动过速。考虑为过敏性休克，立即给氧、肾上腺素1mg、氟米松5mg、肌注多巴胺10mg、静脉滴注间羟胺20mg，0.5h后病情好转，憋气、胸闷等症状消失，呼吸平稳。

分析与讨论：

（1）头孢噻肟钠发生过敏反应的机制是什么？

（2）抢救头孢噻肟钠过敏性休克中应用了哪些药物？其药理依据是什么？

6. 患者，男，42岁。因轻度腹泻2天就诊于当地乡医院，诊断为肠炎。给予50g/L葡萄糖注射液500ml＋庆大霉素24万U静脉滴注。翌日腹泻好转，续治同前。输注完毕后约3h，患者感胸闷且迅速加重，烦躁不安。经异丙嗪25mg肌内注射后未见好转而急转本院。患者神志朦胧，瞳孔等大而圆。轻度发绀，呼吸表浅，呼吸音极低，心律齐。四肢伸屈正常，巴氏征阴性。脑脊液常规检查正常。诊断氨基苷类抗生素毒性反应，呼吸肌麻痹。立即行气管插管，人工辅助呼吸。同时大量静脉输液，肌内注射新斯的明1mg，缓慢静脉注射葡萄糖酸钙2g。约0.5h后患者神志转清，发绀消退，安静，每日静脉输液3000ml，肌内注射维生素B_1、B_6各50mg，第七天痊愈出院。

分析与讨论：

（1）庆大霉素引起呼吸肌麻痹的机制是什么？

（2）如何救治氨基苷类所致的呼吸肌麻痹？并说明药理依据。

7. 患者，男，9个月。因咳喘来院就诊。查患儿发育正常，精神好，反应灵敏，憋喘状态，双肺散在哮鸣音，诊断为急性气管炎。给予小诺米星（又称小诺霉素，为氨基苷类抗生素）15mg肌内注射，2次/d及口服止咳平喘药物。用药后第3天，家长诉说患儿反应迟钝，对呼叫、引逗反应差，并逐渐加重。查体：患儿原有症状及体征均消失，但对引逗、恐吓无任何反应。考虑为小诺霉素所致药物性耳聋，立即停药。

分析与讨论：

（1）婴幼儿不能主诉，应用氨基苷类抗生素应注意什么？

（2）氨基苷类抗生素还有哪些不良反应？

8. 患者，女，4岁。因咳嗽、盗汗、纳差1月余，胸透发现右肺结核，入院。给予利福平150mg，1次/12h口服，第二天出现腹部不适，食欲减退，呕吐。第三天精神紧张、恐惧、谵语。下午发现巩膜及皮肤黄染，利福平减量为75mg，1次/12h口服。第5天黄疸加深，不思食，进入昏迷状态。肝大肋下2cm，其余正常。肝功复查：黄疸指数和谷-丙转氨酶均明显升高，考虑利福平引起肝昏迷，立即停用利福平。继续采用链霉素、异烟肼进行抗结核治疗。肝泰乐100mg、谷氨酸钠5.75g、辅酶A100U、ATP20mg，分别加入药液静脉滴注。采用上述治疗后，患儿第3天体温开始正常，神志清楚，能少量进食。第6天黄疸减轻。第12天精神恢复正常，面色转红润，食欲增加，黄疸消失，肝功化验正常，即停上述静脉滴注药物，继续抗结核治疗。

分析与讨论：

（1）结合本病例分析利福平致肝昏迷的原因？

（2）利福平还有哪些常见不良反应？

9. 患者，女，41岁，医师。因肠结核服用异烟肼，久治不愈而加用乙胺丁醇治疗，

1g/d，分2次服，共用10个月。在服药2个月时即感双眼视物模糊、干涩、异物感，未引起重视。至服药10个月时，感双眼朦雾加重，视力明显下降。眼科检查：矫正视力右0.5，左1.2，双眼角膜有散在小点状荧光着色。视野：周边正常，双眼生理盲点上下方均有弧形束状绝对性暗点（表示视神经有损伤）。停用乙胺丁醇7周后复查，双眼视力和视野均正常，自觉症状好转。

分析与讨论：

（1）如何避免乙胺丁醇引起的视神经病变?

（2）乙胺丁醇还可引起哪些不良反应?

10. 患者，女，26岁。自5月1日始感到右侧胸痛，呈针刺样痛，尤以深呼吸、咳嗽及右侧卧位时明显。此后渐感全身无力，咳嗽加重，无痰，至5月9日午后出现畏寒、低热，但无鼻塞、咽痛，自服速效感冒片无效。两天后体温升达39℃，经按“上呼吸道感染”处理，症状不缓解，每日午后仍发热，体温波动于38.5～39℃。胸前较前减轻，咳嗽伴少量白色黏液，不咯血，有盗汗、乏力、胃纳减退。5月14号去医院就诊，经拍摄X线胸片及超声波检查，发现右侧胸腔积液，行胸腔穿刺抽液检查，系渗出性改变，给予异烟肼及链霉素治疗，一周后咳嗽减轻，但仍有发热，活动时出现胸闷、气急，左侧卧位气息加重。无恶心、呕吐及腹痛、腹泻，小便如常。上述患者最终临床诊断为结核性渗出性胸膜炎。

分析与讨论：

（1）请问应采用何种治疗方案？可应用哪些药物?

（2）上述药物的应用原则是什么?

（柳玉萍　王文红）

第十章　实际应用能力训练
——药理学实验设计

第一节　药理学实验设计的基本知识

药理学实验研究的目的是通过实验来认识药物与机体相互作用的规律。由于实验误差以及生物个体之间存在着差异性，必须严格控制实验条件，方能获得精确可靠的实验结论，这就要求进行周密的实验设计。从科学研究的步骤来看，实验设计是科研工作的中心环节。科研工作的一般步骤包括：科研选题、初步实验设计、预备试验、开题报告、正式实验设计、正式实验、结果分析、书写论文。经本次实验研究如发现尚需进行新的实验研究以深入或补充，则可重新进行实验设计、实验等上述步骤，逐步达到课题研究预期的目的。实验设计是保证实验成功的关键步骤之一，如不进行实验设计或设计不周密，则很可能得不到正确的结论而浪费人力、物力，甚至会使研究者的研究工作走上弯路。

一、药理学实验设计的基本要求

1. 明确实验目的　进行实验设计时，首先要明确实验目的（即本实验要探讨的中心问题），然后围绕这一目的设计实验，做到有的放矢。实验目的必须突出，不可贪多，如果设想在一个实验中研究许多内容，结果反而可能一个也搞不清楚。

2. 确定实验方法和观察指标　实验设计时一般选用公认、可靠的实验方法，这种方法多已经过长期、反复的应用而比较完善。例如，研究调血脂药作用，常应用以高脂饲料喂养动物造成实验性高脂血症模型的方法。如需改进或创造实验方法，除了要有科学根据以外，必须对该方法进行稳定性及灵敏性检验，并与标准方法进行对比，确定可靠方可应用。观察指标往往和实验方法有联系，如上例方法中的观察指标就是血中各种脂质的含量。观察指标要求：第一，要能反映被研究问题的本质，具有专一可靠性（reliability）。例如，动脉血压是研究降压药的可靠指标。第二，要客观、尽量避免或减少主观因素的干扰。第三，能定量测定以取得准确数据，如血压、血脂、尿量等。

3. 选择恰当的实验动物或标本（参见本书第一章第二节）　不同种类的动物对同一药物的反应一般是相似的，但有时不仅有量的差异，甚至可有质的不同。如组胺对狗、猫等均使血压下降，而对家兔则致血压上升。因此，在实际科研工作中，常选用两种或多种实验动物（其中至少有一种是哺乳类）。另外，动物的年龄、性别、功能状态及生活环境等均可影响药物的作用，需适当选择，以使实验对象具有代表性（representation）。

4. 确定样本大小（重复原则，重现性，replication）　在科学实验研究中，重复原则、对照原则和随机原则合称实验设计的三项基本原则，必须遵守。由于个体差异或实验误差，仅根据一次实验或一个样本动物所得的结果，往往很难下结论。在适当范围内重复愈多，则愈可靠。重复除加强正确性和可靠性以外，尚可使我们知道变异的情况。但样本过大，人力、物力和时间的消耗也随之增加，不符合经济原则，而且单纯加大样本并不能排除偏差，所以在实验设计中应考虑如何能用适量动物获得可靠的结论。样本大小的估计原则，须根据下列因素来考虑：变异系数大、样本应大；可信限要求小，样本应大；P值要求小，样本须加大。一般情况下，可根据经验确定样本大小：在动物实验中，小动物（鼠、蛙）每组10～40例；中等动物（兔、豚鼠）每组8～30例；大动物（狗、猫）每组5～20例。

确定样本大小的精确方法是通过预试或以往的经验，选择显著性水平，按统计学公式计算。

正交设计法用较少动物可获得可靠结论。

5. 设立适当对照组（对照原则）　在实验中，影响实验的因素很多，这些因素有的能控制，有的无法控制。如个体间的差异给实验带来的影响就无法控制。为了解决这个问题，实验时必须设立对照组，用对照组和实验组的比较来消除各种无关因素的影响。对照应符合“齐同对比”的原则，即除了所研究的因素外，其他条件应一律齐同，如动物的性别、年龄、体重、仪器、环境、时间等。对照有以下几种情况：

（1）自身对比：即在同一样本上观察给药前后某种指标的变化，这样比较可减少个体差异，但不适于不能在同一样本上多次给药观察的标本。

（2）组间对比：系在实验中设计若干平行组进行组间比较，可分不给药（或不加处理）的阴性对照和给已知药效的标准药的阳性对照。对照组的样本数及实验条件均应与实验组一致。

（3）配对对比：采用同种、同窝、同性别、同体重的动物，一一配对。可减少实验误差，提高实验效率，但要注意不可滥用。

（4）交叉对比：同一个体前后两次分别接受甲乙两药治疗。一组动物先用甲药，后用乙药；另一组动物先用乙药，后用甲药。两次用药期间可根据实验性质休息一定时间，以避免前药对后药的影响。动物实验或临床研究中均可应用，主要适用于病程较长的疾病或病理模型。

（5）双盲对比：主要用于临床研究，可减少医师和患者两方面的心理因素影响。实验中患者和观察病情的医师都不知道谁是用药组，谁是对照组。只有主持研究者保留名单，以决定具体治疗措施和分析实验结果。为新药临床研究中必不可少的方法之一。

6. 随机分组（随机原则）　由于实验对象对药物的反应有个体差异，分组应按随机化（randomization）的原则，使每个个体在实验中都有同等的机会，随机分组，以避免或减少有意或无意的偏差。常用的随机分组方法有：

（1）完全随机分组法：用于单因素大样本实验。先将全部动物编号，连续排配上随机数字，按所排配随机数字的奇偶（分两组时），或除以组数后的余数（分两组以上时）作为归入的组次。最后随机调整，使各组的动物数相同。

（2）随机配对分组法：先将动物按性别、体重、窝别或其他因素加以配对，以基本相同的两个动物为一对配成若干对，然后将每一对动物随机分到两组中。

（3）随机区组法：将全部动物按某条件（如体重）排队，分成若干区组，每一区组内动物的数目和拟划分的组数相等，用随机数字把一区组内的动物随机分到各组去。本法常用。分组步骤则见表11－1（以动物总数为20，分5组，每组4只动物为例）。

表 11-1 随机区组分组举例

动物编号	1	2	3	4	5	6	7	8	9	10	11	12	13	14	15	16	17	18	19	20
动物体重	18	18	18	18	18	18	19	19	19	19		19	19	19	19	19	19	20	20	20
随机数字	97	81	26	03	89	39	46	67	21	17	98	10	39	33	15	61	63	00	25	92
除　数	5	4	3	2	-	5	4	3	2	-	5	4	3	2	-	5	4	3	2	-
余　数	2	1	2	1	-	4	2	1	1	-	3	2	3	1	-	1	3	3	1	-
分配组别	2	1	4	3	5	4	2	1	3	5	3	2	5	1	4	1	4	5	2	3

随机数字表查附录 4，表中数字必须连续采用，但采用方向不限（横向、竖向、斜向均可）。

（4）拉丁方分组法：适用于多因素分析实验。

7. 拟定实验记录格式　原始记录是实验的重要档案，是实验结果判断的根据。在做实验设计时，实验记录的格式要同时拟好以保证实验有条不紊地进行而不致遗漏重要的观察项目，同时也便于整理统计分析结果。实验记录一般应包括：

（1）实验样本的条件，如动物的种类、性别、体重等。

（2）实验药物的条件，如药物的出处、批号、剂型、浓度、剂量、给药途径。

（3）实验的环境条件，如温度、湿度等。

（4）实验进度、步骤及方法的详细记录。

（5）观察指标的变化情况，包括原始记录和相关描记图纸或照片。

（6）资料整理、数据统计分析及其结果。

（7）实验中存在的问题、改进措施，需要进一步探讨的问题。

每次实验都必须随时记录，每一阶段结束时，都要及时进行分析结果、整理数据，并画出必要的统计图表，做出结论，写出报告。

8. 拟定统计处理方法　计量资料用 t 检验或 F 检验（方差分析），计数资料用 χ^2 检验或 Fisher 式直接概率法。如需确定 2 个或多个变量间的函数关系，须进行一元或多元回归分析，建立回归方程。详见统计学有关章节。

二、药理学实验设计的内容

1. 题目　应简练，明确。

2. 引言　主要说明所要研究问题的现状及本实验所要探讨的问题和意义。

3. 材料　包括动物的品种、规格、数量和来源；药品的名称、规格（批号）和来源；仪器的型号等。

4. 方法　应详细写明实验步骤，特别是动物分组、给药途径和剂量、观察指标及实验数据的计算处理。

5. 预期结果。

6. 预期结论。

三、实验设计题目

下面列出一些实验题目，供参考，同学们也可自选题目进行设计。

1. 药物 A 的药动学参数测定。
2. 药物 B 的药效学参数测定。
3. 药物 C 对肠平滑肌的作用。
4. 药物 D 对离体心脏的作用。
5. 药物 E 对血管的作用。
6. 药物 F 对气管的作用。
7. 药物 G 的抗炎作用。
8. 药物 H 的解热作用。
9. 药物 I 的中枢抑制作用。
10. 药物 J 的降血脂作用。

第二节　设计性实验

一、目的和要求

在基本掌握药理学实验方法和技术的基础上，通过学生自选试验题目，自行设计和操作，并对试验结果、试验数据做出科学的处理和分析，以正式论文的格式和要求对本次实验做出总结。目的是培养学生良好的科学思维，严谨的科学作风和解决实际问题的能力。

二、方式和安排

本项实验是以学生为主，自行选择和设计实验内容，并独立完成。因此，安排 3 次实验：

第一次实验：讨论和论证自选实验的题目、内容和实验设计。要求学生以实习小组作为基本单位，于本次课前做好准备，即拟定实验题目（可备选 1～2 个题目），做好实验设计。在课堂上，每小组推选 1 人作为代表，报告实验题目，选题依据和实验设计的可行性，经过全班同学和老师共同讨论，最后决定是否通过。通过实验方案的小组，要充分做好实验操作前的各种准备工作，如动物的取材、药品和试剂的配制、仪器的调试、动物分组以及实验操作过程中可能出现的问题等，做到实验前心中有数，保障实验顺利进行。

第二次实验：实验操作。以实习小组为单位，按通过的实验方案进行实验，并做好实验记录和分析实验结果。在实验操作过程中，注意所用仪器设备的调整和正确使用，注意动物的麻醉和给药剂量的准确性，并客观地记录各种实验结果，结合理论知识对实验结果做出正确的分析和科学的评价。

第三次实验：总结和报告实验结果。实验结束后，要求以实习小组为单位，对实验结果进行处理，并按《菏泽医专学报》的格式，以研究论文的方式撰写实验报告。在本次实验课中，每小组选出一位代表，对所做的实验进行论文报告和答辩。实习指导教师根据每组实验报告以及对知识点掌握的情况，作出评分和实验技能方面的考核。

三、题目选择与实验设计

（一）题目的选择

本次实验中题目的选择是至关重要的，决定该项研究的工作价值和实验的成功率。一般实验题目的选择从以下几个方面着手：

1. 新颖性　根据药理学所学知识，结合检索国内外有关的文献和科研新资料，在教研室能提供的条件下，尽可能保证所选择题目的新颖性。

2. 目的性　此项实验研究要解决什么问题，达到什么目的，这是在选题之前要思考的。一般研究的目的主要是阐明生命的现象、病理变化、药物作用机制、药物治疗作用等，具有理论性和实用性。

3. 科学性和可行性　实验设想要有科学依据，而不是凭空想象。这里要有科学的构思、充分的论证和严密的设计，并在实践中进行证明。同时，在选择和设计实验题目的过程中，还要考虑到实验的可行性，即进行实验研究所必需的实验条件，这是实验得以进行的必要前提。

（二）实验设计

1. 基本要求

（1）明确实验目的和意义。

（2）确定实验组和对照组。

（3）决定实验方法和观察指标。

（4）动物和实验模型的选择。

（5）对动物进行抽样与分组。

（6）确定给药剂量。

（7）给药途径、药物剂型和观察时间的安排。

2. 基本原则　为保证实验结果的科学性、正确性，减少误差和偏因。在实验设计时要注意“重复、对照、随机”三个基本原则。

3. 实验设计报告

研究题目：

研究内容：

研究方法：

实验对象：　　　　性别：　　　　规格：　　　　数量：

实验组与对照组的处理：

观察指标：

实验步骤：

仪器与药品：

预期实验结果：

设计人：

四、具体实施步骤

1. 选定实验题目

2. 实验设计准备

（1）有关本实验题目的理论知识的学习。

（2）实验设计方法的学习。

（3）熟悉与本实验操作有关的仪器。

（4）预习有关的实验方法。

3. 实验准备

（1）材料如动物、药品、试剂、器材等。

（2）方法如实验分组、操作、结果记录处理等。

（3）预期实验结果。

4. 实验操作

（1）调整所用的仪器、设备。

（2）动物捉拿、固定、麻醉及手术过程。

（3）给药。

（4）试验结果的测定、记录、处理。

5. 实验总结　本次实验报告总结要求按《荷泽医专学报》的格式，以科研论文的方式，按小组为单位进行撰写。

6. 指导过程　本次实验以学生为主体，教师仅担任指导工作，各实习小组均有指定的教师在实验过程中对选题、实验设计、实验准备、实验操作和论文撰写等方面给予必要的指导。

7. 实验方法选择　请参阅本实习指导中有关的实验方法介绍。

五、研究论文的书写

1. 题目　题目应包括被试因素、受试对象、试验效应及变化特点等。力求准确概括论文的性质、内容以及创新之处，关键词汇使用要恰当。题目字数一般为 20～30 个字或 100 个英文印刷符号以内。

2. 摘要与关键词　摘要可置于论文的开始，构成研究论文的一部分。摘要部分要求紧扣主题，观点鲜明，简单扼要，重点突出，充分体现本研究的创新之处，一般为 100～300 字。摘要的写作多采用结构式，包括目的（objective 或 aim）、方法（methods）、结果（results）与结论（conclusions）。关键词也称主题词或索引词，可以是单词或短语，列出关键词便于图书索引与读者检索。

3. 引言　从叙述与主题相关的已知的一般知识开始，进入该主题特定领域的研究现状，然后提出本论文要解决的问题。引言的字数为 300～600 字，约占全文的 1/10。引言不同于摘要，本文的结论不列在引言中。

4. 材料与方法

（1）受试对象：说明动物的来源、性别、体重、年龄、饲养条件、健康情况、麻醉及手术方法。

（2）试验材料：所用化学药品、实验仪器（名称、来源、规格、批号等）。

（3）被试因素：描述被试因素与受试对象的组合原则，对照设置、被试因素作用的方法、时间与强度等。

（4）观察指标与实验步骤：说明观察指标的种类、特点、处理过程和测定方法等，并按实验过程和先后顺序逐一介绍。

（5）统计学数据处理：统计量的表示方法如平均值±标准差；差异显著性检测方法及其评定标准。

5. 结果

（1）文字描述。

（2）以表格或图提供具体数据。

表格的制作：表格一般采用“三线表”，即顶线、标目线和底线三条横线构成栏头、表身。一般行头标示组别，栏头标示反应指标。表格应有序号与表题。表底下方可加必要的注释。

图的绘制：一般以柱形图高度表达非连续性资料的大小，以线图、直方图或散点图表达连续性或计量资料的变化，以点图表示双变量之间的关系。

6. 讨论　讨论是对实验结果进行论证、分析，是论文学术水平的反映。一般包括对引言中所提出的问题进行回答、论证与解释；并突出本项研究工作的创新点和客观评价研究方法或结果的局限性与不一致性。

7. 参考文献　选择参考文献一般应遵循有效、易获得以及新而精的原则。

第三节　设计性实验实例

实验四十七　咖啡因对同学计算能力及心率的影响

【实验目的】

1. 掌握计量资料的统计方法——t 检验的基本过程。
2. 熟悉咖啡因对同学计算能力及心率的影响。
3. 了解双盲法实验的大致过程。

【实验原理】

咖啡因属于中枢兴奋剂，可暂时祛除睡意，恢复精力。

【实验对象】

自愿参加的学生。

【实验药品】

咖啡因。

【实验器材】

分析天平、电子计算器、计时表、一次性纸杯以及计算机。

【实验步骤】

1. 同学领到计算纸，做好计算前的准备工作。
2. 教师讲解实验注意事项。

（1）计算方法见下图：将相邻 2 个数分别相加，其结果（保留一位有效数字）写在相邻 2 个数的上方。

每个循环的流程

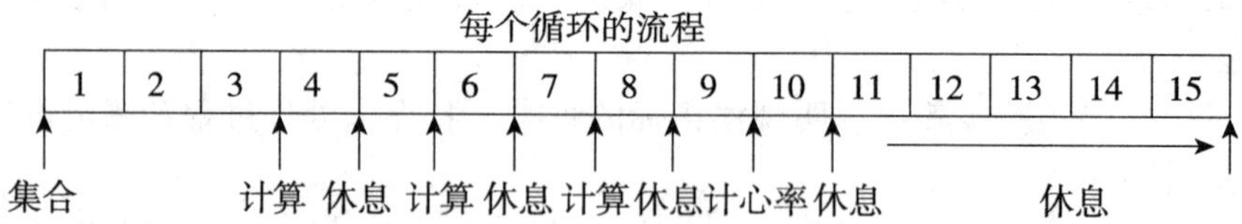

（2）每一个循环的时间均为 15min，其过程为：首先集合；第三分钟开始计算；计算一分钟，休息一分钟，计算 3 次，休息 3 次；于第 9min 时计 30s 心率；之后休息 5min 半。

（3）计算速度和心率的记录方式：将每一循环的三次计算速度（按计算多少位数计）和一次心率（30s 值乘 2）填到计算纸右侧的相应位置。并于全部 6 个循环计算完毕后，将喝饮料前后计算速度和心率的均值求出填好。

（4）计算注意事项

①发令后开始计算；时间到，立即停止计算。

②实验开始后，一定尽全力进行计算。

③中间对计算结果不能修改，否则统计时按错误计算。

3. 同学练习 3 次，每次计算 1min，之后适当休息。

4. 正式开始计算

（1）喝饮料前计算 3 个循环。

（2）喝咖啡饮料。

（3）喝饮料后再计算 3 个循环。

5. 教师揭盲。

6. 在计算纸的左上角写好：班级、性别、杯号、所喝饮料对计算速度有无影响以及自己为实验组或是对照组。

7. 上交计算表，打乱次序后返给同学。

8. 每一名同学统计其他学生的计算错误数和错误率。错误数统计时可以一个人或多人合作进行（一人念计算结果，其他同学核对自己的计算纸，如出现不同，必是一人有错误），将每次计算的错误数填好，并求出喝饮料前后的错误总数。然后用错误总数除以计算的总位数，得出喝饮料前后的错误率。

9. 将每名同学的数据（喝饮料前后的计算速度、心率和错误率，共 6 个数据）输到计算机中，格式见下表。

班级	性别	实验组或对照组	所喝饮料对计算速度有无影响	喝饮料前			喝饮料后		
				计算速度	心率	错误率	计算速度	心率	错误率

【结果】

（1）运用 t 检验对实验结果进行处理（尚可观察在上述指标中，性别的差异）。

（2）分析讨论实验结果，并书写实验报告。

【讨论题】

1. 如何利用计算机进行 t 检验，需要注意什么。可以进行哪些数据的两两比较？

2. 如何能够观察出安慰剂的作用？

3. 如何能够更好地保证双盲法实验的准确性？

【注意事项】

1. 同学为自愿参加原则，凡本人对咖啡因过敏或不愿参加者可以不喝饮料，但需来上课并参与计算。

2. 每班的班长及学委协助老师为同学服务（计时间、倒水、搅拌咖啡等），班长安排同学带三暖壶开水（冲咖啡用，一次性纸杯实验室准备）。

3. 上该实验课的同学请注意在实验前三天，避免喝一切含咖啡因的饮料（咖啡、可乐、雪碧、茶等），否则将影响结果。

4. 上课的同学每人自备一支书写流利的圆珠笔或钢笔，同时将计算器带来。

实验四十八　烟的毒性实验

方法一

【实验目的】

观察烟对小鼠的毒性，说明吸烟对人体的危害。

【实验原理】

烟叶中含烟碱、焦油等有害物质，其中烟碱是主要成分，毒性作用很复杂，既作用于N1受体，也作用于N2受体，此外尚可作用于中枢神经系统，而且有小剂量激动、大剂量阻断N受体的双相作用。烟碱为烟草制品所含毒物之一，在吸烟的毒理中有十分重要的意义。

【实验对象】

小白鼠（体重20g左右）。

【实验器材】

1ml注射器、钟罩、镊子。

【实验药品】

烟浸液

【实验步骤】

1. 取体重相近的小白鼠2只，分别称重，记号（1、2号），观察一般活动情况及精神状态等。

2. 给1号腹腔注射烟浸液0.1ml/10g，给2号腹腔注射生理盐水0.1ml/10g作对照。

3. 用钟罩罩住小白鼠，观察各小白鼠的活动及精神状态的变化。

4. 填表

小白鼠号	用　药	活动情况	精神状态
1号			
2号			

【注意事项】

注药后立即观察症状，超过5min症状不明显。

【思考题】

1. 简述烟碱引起小白鼠的表现及其产生机制。

2. 根据实验结果请你谈谈吸烟的危害。

方法二

【目的】通过了解烟的毒性了解抽烟的害处。

【动物】小白鼠。

【药品】纸烟2支，蒸馏水。

【器材】水烟斗1支、10ml试管1支、试管夹和支架、酒精灯、漏斗、滤纸、试管架、1ml注射器2支、5号针头2个。

【方法】

实验前每组选出吸纸烟的同学一人，吸烟前先量取蒸馏水2ml置入水烟斗内，然后将纸烟插入烟斗上，点燃纸烟缓慢吸入，吸入的气体流经蒸馏水时，烟内的毒物如烟碱等即溶解于水中。

实验时取小白鼠3只，观察其正常活动后，一鼠腹腔注射吸烟后水烟斗内的液体0.5ml，另一只鼠腹腔注射生理盐水0.5ml作对照，注射后继续观察，并记录中毒症状及发展情况。另取纸烟1支，加入5ml蒸馏水煮沸，放冷，过滤后，取半量注射进小鼠腹腔中，并和前面两鼠比较。

【注意】

（1）白鼠体重为25～30g者，注射烟斗水0.8ml为宜，30g以上者注射1.0ml。

（2）纸烟点燃后请缓缓吸入，以利于烟内的毒性成分充分地溶解于水中。

【思考题】

烟有何毒性？应如何预防？

实验四十九　利尿药与脱水药利尿作用的比较

方法一（双盲法）

【目的】

观察呋塞米、氢氯噻嗪和高渗葡萄糖的利尿作用的不同，并根据观察结果以及理论课所学知识鉴别不同类型的利尿药与脱水药。

【器材】

兔箱、兔手术台、兔开口器、灌胃器、婴儿秤、量筒、烧杯、注射器、10号管（导尿用）。

【药品】

25％乌拉坦溶液、1％呋塞米溶液、1％氢氯噻嗪溶液、50％葡萄糖注射液、生理盐水，其中1％呋塞米溶液、1％氢氯噻嗪溶液、50％葡萄糖注射液分别装在A、B、C三个大小形状颜色完全相同的玻璃瓶中，标签上不写药品名称。

【动物】

家兔3只。

【方法】

1. 给予水负荷　三只家兔编号，称重后置于兔箱中，灌胃给生理盐水40ml/kg.

2. 麻醉　20min后，耳缘静脉注射25％乌拉坦溶液5ml/kg使其麻醉。

3. 插导尿管　三只家兔分别用充满生理盐水的10号（直径约为3mm）管，蘸少许液体石蜡，经尿道口缓缓插入8～10cm。当尿道管进入膀胱后，即有尿液滴出。将导管固定于兔体上。收集记录正常的尿量（ml/5min）。

4. 给药　三只家兔分别给予A、B、C三瓶中药品，剂量5ml/kg，之后每隔5min收集并记录一次尿量，连续6次。

【结果】

根据A、B、C三种药品给药之后的利尿特点，判断A、B、C分别是何种药物，并写出分析思路。

【讨论题】

1. 利尿药和脱水药的定义各是什么?

2. 本实验中三种药物的利尿特点分别是什么?

方法二

【目的】

观察呋塞米和高渗葡萄糖的利尿作用的特点。

【器材】

兔箱、兔手术台、兔开口器、灌胃器、婴儿秤、量筒、烧杯、注射器、10号管（导尿用）。

【药品】

25%乌拉坦溶液、1%呋塞米溶液、50%葡萄糖注射液、生理盐水

【动物】

家兔1只。

【方法】

1. 给予水负荷　家兔一只，称重后置于兔箱中，灌胃给生理盐水40ml/kg。

2. 麻醉　20min后，耳缘静脉注射25%乌拉坦溶液5ml/kg使其麻醉。

3. 插导尿管　用充满生理盐水的10号（直径约为3mm）管，蘸少许液体石蜡，经尿道口缓缓插入8～10cm。当尿道管进入膀胱后，即有尿液滴出。将导管固定于兔体上。收集记录正常的尿量（ml/5min）。

4. 给药　自耳缘静脉注射50%葡萄糖（5ml/kg），每隔5min收集并记录一次尿量，连续6次。给予生理盐水以补充排出的尿量，待尿量恢复正常后，再静脉给予1%呋塞米溶液（4mg/kg），同样每隔5min收集并记录一次尿量，连续6次。

5. 计算单位时间内尿量增加的毫升数

尿量增加毫升数=给药后单位时间内尿量毫升数－给药前单位时间内尿量毫升数

【结果】

收集全实验室数据，计算单位时间内尿量增加的毫升数（X）和标准差（SD），以尿量增加毫升数为纵坐标，给药后不同时间为横坐标作直方图，比较呋塞米和高渗葡萄糖的作用高峰的作用持续时间。

【讨论题】

1. 利尿药和脱水药的定义各是什么? 本试验能不能看出二者的区别?

2. 本试验的给药顺序颠倒是否合理? 为什么?

第四节　设计性实验练习

课题 1　未知物的鉴定

【题 1】

在分装盐酸肾上腺素和重酒石酸去甲肾上腺素时，忘记贴标签，请你设计动物实验进行鉴定。

【题 2】

一瓶失去标签的眼药水，滴在兔眼中可使瞳孔明显缩小，但不知是毛果芸香碱，还是毒扁豆碱，请用动物实验加以区分。

【题 3】

某药在临床上用于抗心绞痛，请设计动物实验证明该药的药理作用。

【题 4】

某药有降压作用，可能是通过直接扩张血管，或阻断 α 受体发挥作用，请用动物实验方法进行研究。

课题 2　药物筛选实验

【课题】

从 3 种药物——0.4%盐酸吗啡、3%盐酸哌替啶、1%磷酸可待因中筛选最安全有效的药物。已知各药在小鼠腹腔注射后的 LD_{50}：吗啡为 10ml/kg，哌替啶为 12ml/kg、可待因为 30 ml/kg。要求治疗指数不小于 10 者为合格。

（袁　莉　吴　航）

第十一章　处方分析

处方是医务工作者必须掌握的基本技能。为了使临床用药做到安全、有效、合理，在药理课的学习过程中，必须具备合理用药、正确开写处方和分析处方的能力。下面列举部分处方及一些病例实例，供学生分析和讨论。

一、分析示例

1. 一患有肺部感染的患者，发热数日，并出现代谢性酸中毒，医生给开了下列处方，请分析本处方是否合理，为什么？

处方：
青霉素 G 钠注射液 800 万 U
5%碳酸氢钠注射液 100ml
10%葡萄糖注射液 250ml
用法：静滴，1 日 1 次。 ×2

分析：此处方不合理。青霉素钠在水溶液 pH 6～6.5 时最稳定，如果低于 5 或超过 8 时极易分解。处方中青霉素与 5%碳酸氢钠加入同一输液瓶，混合后 pH>8，故使青霉素分解失活。临床需要使用两药时，应分别注射。

2. 一位患有充血性心力衰竭的患者，伴有恶心、呕吐，医生给开了下列处方，请分析本处方是否合理，为什么？

处方：(1) 地高辛片 0.25mg×10

用法：1 次 0.25mg，1 日 1 次。

(2) 甲氧氯普胺片 5mg×30

用法：1 次 0.5mg，1 日 3 次。

分析：此处方不合理。甲氧氯普胺能促进胃蠕动，加速胃排空。地高辛吸收部位仅限于十二指肠上部，若与甲氧氯普胺合用，使地高辛的溶解和吸收尚未完成，就迅速通过小肠上部，使吸收减少。有报道其血药浓度可降低 1/3。

3. 有一位正在服用华法林治疗的患者，又患细菌感染性疾病，医生开了下列处方，请分析本处方是否合理，为什么？

处方：(1) 华法林片 5mg×15

用法：1 次 5mg，1 日 3 次。

(2) 复方新诺明片×10

用法：1 次 2 片，1 日 2 次。

分析：此处方不合理。原因是华法林被吸收后，有 98%～99%与血浆蛋白结合，仅有 1%～2%呈游离型起抗凝血作用。复方新诺明中的 SMZ 也有约 68%与血浆蛋白结合，若二药合用，彼此竞争血浆蛋白的结合部位，导致游离型华法林浓度提高，作用增强。再加上复方新诺明抑制肠道内细菌生长，使维生素 K 合成减少，进而肝合成凝血酶原也减少，更增强了华法林的抗凝作用，易引起出血等毒性反应。

4. 有一位哮喘患者，医生给开了下列处方，分析一下本处方是否合理，为什么？

处方：苯巴比妥片　　　　　　300mg×30

泼尼松片　　　　　　5mg×30

用法：1次各2片，1日3次。

分析：此处方不合理。苯巴比妥为药酶诱导剂，能促进甾体激素泼尼松的代谢，使其治疗哮喘的作用减弱或消失，患者哮喘不能缓解。

5. 医生给一患中度高血压患者开了下列处方，分析本处方是否合理，为什么？

处方：①普萘洛尔片　　　　　　10mg×30

双肼屈嗪片　　　　　　25mg×30

氢氯噻嗪片　　　　　　25mg×30

用法：1次各1片，1日3次。

②10％氯化钾溶液　　　　　　200.0ml

用法：1次5ml，1日2次。

分析：此处方是合理的。上方①中各药通过不同的作用机制，产生降压作用，合用可使降压作用增强，提高疗效。同时合用相互纠正不良反应。处方中普萘洛尔在降压作用的同时，能收缩周围血管，双肼屈嗪能直接扩张血管对抗之；双肼屈嗪在降压作用时又反射性地使心率加快，普萘洛尔能减慢心率；以上二药久用引起水钠潴留，用利尿药氢氯噻嗪可以纠正；应用氢氯噻嗪又可引起肾素升高和血钾过低的不良反应，普萘洛尔能使肾素降低，氯化钾则可纠正低血钾。

二、处方实例

1. 按下列处方用药可治何病？为什么？滴眼时要注意什么？

处方：硝酸毛果芸香碱滴眼液　　　　　　2%-10.0ml

用法：滴眼。

2. 按下列处方用药可治哪些病症？禁用于哪些患者？为什么？

处方：溴新斯的明片　　　　　　15mg×10

用法：1次15mg，1日3次。

3. 按下列处方用药可治哪些消化道病症？禁用于何种患者？为什么？

处方：溴丙胺太林片　　　　　　15mg×10

用法：1次15mg，1日3次。

4. 医生为抢救一中毒患者开写了下列首次用药处方。该处方适用于抢救何种程度的何种中毒患者？为何选用这两药配合应用？下一步应如何继续治疗？

处方：①硫酸阿托品注射液　　　　　　1mg×2

用法：立即肌注2mg。

②氯解磷定注射液　　　　　　0.25g×3

用法：立即静注0.75g。

5. 对一位支气管哮喘患者，医生开出下列处方，请分析是否合理？为什么？

处方：盐酸麻黄碱片　　　　　　25mg×10

盐酸苯海拉明片　　　　　　25mg×10

用法：1次各2片，1日3次。

6. 为治疗一位过敏性休克患者，医生开方如下，请分析此方是否合理？为什么？

处方：盐酸肾上腺素注射液　　　　0.5mg/0.5ml×1

　　　甲磺酸酚妥拉明注射液　　　5mg/1ml×1

用法：立即肌注。

7. 有一位患焦虑性神经官能症的患者，近因病情加重，医生给开了下列处方，请分析是否合理？为什么？

处方：①地西泮片　　　　　　　　5mg×30

用法：1次5mg，1日3次。

　　　②氯氮䓬片　　　　　　　　10mg×30

用法：1次10mg，1日3次。

　　　③阿普唑仑片　　　　　　　0.4mg×12

用法：1次0.4mg，睡前服。

8. 某患者既往有癫痫大发作病史，近2个月来因工作紧张而致失眠，医生开出下列处方，请分析是否合理？为什么？

处方：①甲丙氨酯片　　　　　　　0.2g×30

用法：1次0.2g，1日3次。

　　　②速可眠胶囊　　　　　　　0.1g×12

用法：1次0.1g，睡前服。

9. 有一位患者精神萎靡，情绪低沉，语言减少并伴有焦虑不安，医生诊断为抑郁症伴焦虑症，医生处方如下，请分析是否合理？为什么？

处方：①盐酸丙咪嗪片　　　　　　25mg×60

用法：1次25mg，1日3次。

　　　②盐酸阿米替林片　　　　　25mg×60

用法：1次25mg，1日2次。

10. 有一精神分裂症患者服用氯丙嗪治疗期间，因睡眠欠佳，加服催眠药甲丙氨酯，请分析是否合理？为什么？

处方：①盐酸氯丙嗪片　　　　　　50mg×100

用法：1次100mg，1日3次。

　　　②甲丙氨酯片　　　　　　　0.2mg×20

用法：1次0.4mg，睡前服。

11. 有一位胆结石引起胆绞痛的患者，医生开出下列止痛处方，请分析是否合理？为什么？

处方：硫酸阿托品注射液　　　　　0.5mg×1

用法：1次0.5mg，立即肌注。

12. 有一大面积烧伤患者，疼痛剧烈，医生为提高镇痛效果，将以下两种镇痛药并用，请分析是否合理？为什么？

处方：①盐酸吗啡注射液　　　　　10mg×1

用法：1次10mg，立即肌注。

　　　②盐酸镇痛新注射液　　　　30mg×1

用法：1次30mg，立即肌注。

13. 有一风湿性关节炎患者，膝关节疼痛已数年，时轻时重，行走不便，医生开出了下列处方，请分析是否合理？为什么？

处方：①盐酸二氢埃托啡片　　　$20\mu g \times 6$

用法：一次 $20\mu g$，舌下含化 2h 1 次。

②硫酸罗通定片　　　30mg×30

用法：一次 60mg，1 日 3 次。

14. 有一产妇，医生确诊胎儿在 2h 内可以娩出，为分娩止痛，医生开出下列处方，请分析是否合理？为什么？

处方：盐酸吗啡注射液　　　10mg×1

用法：一次 10mg，立即肌注。

15. 有一流脑患者，严重高热并烦躁不安，医生在抗感染治疗的同时，开出以下处方，请分析是否合理？为什么？

处方：		
盐酸哌替啶注射液	100mg	×2
盐酸氯丙嗪注射液	50mg	
盐酸异丙嗪注射液	50mg	
5%葡萄糖注射液	250ml	

用法：静脉滴注。

16. 有一精神分裂症患者，在住院期间，因不慎滑倒致左腿骨折，为止痛医生开出了下列处方（病人一直服用氯丙嗪，一次 100mg，一日 3 次），请分析是否合理？为什么？

处方：枸橼酸芬太尼注射液　　　0.1mg×5

用法：一次 0.1mg，一日 3 次，肌注。

17. 有一位服用中枢抑制药中毒的患者，表现为昏迷，呼吸缓慢，此时医生开出了下列处方，请分析是否合理？为什么？

处方：①尼可刹米注射液　　　0.5×10

用法：一次 0.5g，每 2h 1 次肌注。

②盐酸二甲弗林注射液　　　8mg×10

用法：一次 8mg，每 2h 1 次肌注。

18. 有一位手术中应用琥珀胆碱引起呼吸麻痹的患者，医生开出下列药物，请分析是否合理？为什么？

处方：盐酸二甲弗林注射液　　　8mg×2

用法：一次 8mg，每 2h 1 次，肌注。

19. 有一位孕妇，患有肺性脑病，意识模糊，呼吸缓慢，入院后医生开出下列处方，请分析是否合理？为什么？

处方：盐酸二甲弗林注射液　　　8mg×3

用法：一次 8mg，每 2h 1 次，肌注。

20. 有一位癫痫大发作患者，长期服用下列药物，请分析该处方联合用药是否合理？为什么？

处方：①苯妥英钠片　　　0.1g×30

用法：一次 0.1g，一日 3 次。

②苯巴比妥片　　　30mg×30

用法：一次 30mg，一日 2 次。

21. 有一位癫痫大发作患者，服用苯巴比妥后出现嗜睡状态，就诊时医生为其更换了下列药物，请分析配伍是否合理？为什么？

处方：①丙戊酸钠片 V　　　　0.2g×30

用法：一次 0.2g，一日 3 次。

②苯妥英钠片　　　　0.1g×30

用法：一次 0.1g，一日 3 次。

22. 有一位患有精神运动性发作的癫痫患者，医生开出下列处方，请分析配伍是否合理？为什么？

处方：①卡马西平片　　　　0.2g×30

用法：一次 0.2g，一日 3 次。

②苯妥英钠片　　　　0.1g×30

用法：一次 0.1g，一日 3 次。

23. 有一位 13 岁儿童，患有癫痫小发作，因丙戊酸钠不能完全控制癫痫发作，医生又加用了氯硝西泮，处方如下，请分析配伍是否合理？为什么？

处方：①丙戊酸钠片　　　　0.2g×30

用法：一次 0.1g，一日 3 次。

②氯硝西泮片　　　　2mg×30

用法：一次 2mg，一日 3 次。

24. 现有一位患震颤麻痹伴有恶心、食欲缺乏的患者，医生开出下列处方，请分析配伍是否合理？为什么？

处方：①左旋多巴片　　　　0.25g×100

用法：一次 0.5g，一日 3 次。

②维生素 B_6 片　　　　10mg×30

用法：一次 20mg，一日 3 次。

25. 医生给一位慢性心功能不全患者，因食用海产品诱发荨麻疹开写了下列处方，请分析是否合理，为什么？

处方：①地高辛片　　　　0.25mg×10

用法：一次 0.25mg，一日 1 次。

②10%葡萄糖酸钙注射液　　　　10.0ml

25%葡萄糖注射液　　　　20.0ml

用法：混合缓慢静注。

③扑尔敏片　　　　4mg×10

用法：一次 4mg，一日 3 次。

26. 医生给一位患心绞痛患者开写了下列处方，请分析是否合理？为什么？

处方：①硝酸甘油片　　　　0.5mg×30

用法：一次 0.5mg，舌下含化。

②普萘洛尔片　　　　10mg×30

用法：一次 10mg，一日 3 次。

27. 医生给一位患有支气管哮喘的帕金森病患者，开写了下列处方，请分析是否合理？为什么？

处方：①左旋多巴片　　　　　　0.25g×30

用法：一次 0.5g，一日 3 次。

　　　②硫酸特布他林片　　　　2.5mg×20

用法：一次 5mg，一日 3 次。

28. 医生给一位食欲缺乏、消化不良的患者开写了下列处方，请分析是否合理？为什么？

处方：①胃蛋白酶合剂　　　　　200.0ml

用法：一次 10ml，一日 3 次，饭前服。

　　　②维生素 B_1 片　　　　　100mg×40

用法：一次 10mg，一日 3 次。

　　　③碳酸氢钠片　　　　　　0.5g×10

用法：一次 0.5g，一日 3 次。

29. 医生给一位 2 岁的消化不良性腹泻患儿开写下列处方，请分析是否合理？为什么？

处方：			
	盐酸小檗碱	50mg	×12
	乳酸生	150mg	
	碱式碳酸铋	300mg	
	乳糖	300mg	

用法：一次 1 包，一日 3 次。

30. 医生给一位频繁呕吐的妊娠妇女开写了下列处方，请分析是否合理？为什么？

处方：①甲氧氯普胺片　　　　　5mg×20

用法：一次 5mg，一日 3 次。

　　　②硫酸阿托品片　　　　　0.3mg×20

用法：一次 0.3mg，一日 3 次。

31. 医生给一位患缺铁性贫血患者，又因尿路感染开写了下列处方，请分析是否合理？为什么？

处方：①四环素片　　　　　　　0.25mg×24

用法：一次 0.25mg，一日 4 次。

　　　②硫酸亚铁片　　　　　　0.3g×18

用法：一次 0.3g，一日 3 次。

　　　③维生素 C 片　　　　　　0.1g×18

用法：一次 0.1g，一日 3 次。

32. 医生给一位患成年型糖尿病患者，因感冒发热开写了下列处方，请分析是否合理？为什么？

处方：①甲苯磺丁脲片　　　　　0.5g×50

用法：一次 1.0g，一日 3 次。

　　　②阿司匹林片　　　　　　0.5g×10

用法：一次 0.5g，一日 3 次。

33. 医生给一位风湿性关节炎患者，又因感冒开写了下列处方，请分析是否合理？为什么？

处方：①泼尼松片　　　　　　　5mg×60

用法：一次 10mg，一日 3 次。

②阿司匹林片　　　　　0.5g×30

用法：一次 0.5g，一日 3 次。

34. 医生给一位成年型糖尿病并患有高血压和窦性心动过速的患者，开写了下列处方，请分析是否合理？为什么？

处方：①格列本脲片　　　　　2.5mg×60

用法：一次 5mg，一日 3 次。

②普萘洛尔片　　　　　10mg×30

用法：一次 10mg，一日 3 次。

35. 医生给一位糖尿病伴有高血压患者，开写了下列处方，请分析是否合理？为什么？

处方：①甲苯磺丁脲片　　　　　0.5g×40

用法：一次 1.0g，一日 3 次。

②氢氯噻嗪片　　　　　25mg×20

用法：一次 25mg，一日 3 次。

36. 医生给一位金葡菌引起呼吸道感染的患者，开写了下列处方，请分析是否合理？为什么？

处方：①青霉素钠注射剂　　　　　80 万 U×6

用法：一次 80 万 U，一日 2 次，肌注。

②头孢噻吩注射剂　　　　　3.0g
5%葡萄糖氯化钠注射液 500ml　　×3

用法：一日 1 次，静滴。

③四环素片　　　　　0.25g×24

用法：一次 0.5g，一日 4 次。

37. 医生给一位流行性脑脊髓膜炎的患者（有青霉素过敏史）开写了下列处方，请分析是否合理？为什么？

处方：①SD 钠注射液　　　　　2g
碳酸氢钠注射液　　　　　2.0g　　×3
5%葡萄糖注射液　　　　　500ml

用法：一日 1 次，静滴。

②氯霉素注射剂　　　　　1.0g
5%葡萄糖氯化钠注射液　　　　　500ml　　×3

用法：一日 1 次，静滴。

38. 医生给一位烧伤并发铜绿假单胞菌感染的患者，开写了下列处方，请分析是否合理？为什么？

处方：①硫酸庆大霉素注射液　　　　　4 万 U×18

用法：一次 12 万 U，一日 2 次，肌注。

②硫酸妥布霉素注射液　　　　　40mg×18

用法：一次 80mg，每 8h 一次，肌注。

③诺氟沙星胶囊　　　　　0.1g×18

用法：一次 0.2g，一日 3 次。

39. 有一位患有呼吸道感染，并发支气管哮喘的患者，医生给开写了下列处方，请分析是否合理，为什么？

处方：青霉素钠注射剂 800 万 U
氨茶碱注射液 0.25g ×3
10%葡萄糖注射液 500ml

用法：静滴，一日 1 次。

40. 医生给一患有消化不良，食欲不振的患者，开写了下列处方，请分析是否合理？为什么？

处方：①胃蛋白酶合剂 100ml
用法：一次 10ml。一日 3 次，饭前服。
②复方氢氧化铝（胃舒平）片 40 片
用法：一次 2 片，一日 3 次，饭前服。

41. 医生给一位发热并有胃痛的患者开写了下列处方，请分析是否合理？为什么？

处方：①溴丙胺太林片 15mg×20
②对乙酰氨基酚片 0.5g×20
用法：一次各 1 片，一日 3 次。

42. 医生给一位服用华法林的患者，因发热又开了阿司匹林，此处方是否合理？为什么？

处方：①华法林片 5mg×30
用法：一次 5mg，一日 3 次。
②阿司匹林片 0.5g×10
用法：一次 0.5g，一日 3 次。

43. 有一位正在服用苯妥英钠的癫痫患者，因外伤医生又给开了多西环素，此处方是否合理，为什么？

处方：①苯妥英钠片 0.1×60
用法：一次 0.1g，一日 2 次。
②盐酸多西环素片 0.1g×10
用法：首次 0.2g，以后 0.1g，一日 1 次。

44. 肺结核患者进行抗结核治疗，因癫痫发作医生又给开了苯妥英钠治疗，此处方是否合理，为什么？

处方：①苯妥英钠片 0.1g×60
用法：一次 0.1g，一日 3 次，饭后服。
②异胭肼片 0.1g×40
用法：一次 0.1g，一日 3 次，饭后服。
③维生素 B_6 片 10mg×80
用法：一次 20mg，一日 3 次，饭后服。

45. 医生给一位呼吸道感染的患者开了下列处方是否合理，为什么？

处方：①复方新诺明 20 片
用法：一次 1 片，一日 2 次，首剂 3 片。
②碳酸氢钠片 0.5g×20

用法：一次 0.5g，一日 2 次，首剂 1g。

46. 医生给一位患充血性心力衰竭的患者，开了下列处方，请分析此处方是否合理，为什么？

处方：①地高辛片　　0.25mg×10

用法：一次 0.25mg，一日 3 次。

②泼尼松片　　5mg×30

用法：一次 10mg，一日 3 次。

③氢氯噻嗪片　　25mg×30

用法：一次 25mg，一日 3 次。

47. 医生给患严重细菌感染的患者开了下列药物，分析本处方是否合理，为什么？

处方：①青霉素注射剂　　800 万 U×6

用法：一日 800 万 U，静滴。

②红霉素片　　0.25g×24

用法：一次 0.5g，一日 4 次。

48. 病人患支气管哮喘，正在服用氨茶碱，由于心动过速，医生给加用普萘洛尔，此处方是否合理，为什么？

处方：①氨茶碱片　　0.1g×20

用法：一次 0.1g，一日 3 次。

②普萘洛尔　　10mg×20

用法：一次 10mg，一日 3 次。

49. 医生给一位患心内膜炎（草绿色链球菌引起）的患者，开了下列处方，分析本处方是否合理，为什么？

处方：①青霉素钠注射剂　　1000 万 U×6

用法：一日 1000 万 U，静滴。

②硫酸链霉素注射剂　　1.0g×6

用法：一次 0.5g，一日 2 次，肌注。

50. 医生给患心衰、肾功能不全、尿少，合并泌尿系感染的患者开了下列处方，请分析本处方是否合理，为什么？

处方：①硫酸庆大霉素注射液　　6 万 U×6

用法：一次 8 万 U，一日 2 次，肌注。

②呋塞米注射液　　20mg ┐
5%葡萄糖氯化钠注射液　　500ml ┘×5

用法：一日 1 次，静滴。

（石晓峰　葛方起）

附　录

附录 1　常用实验动物的主要生理、生化常数

动物种类	狗	猫	兔	豚鼠	大白鼠	小白鼠
适用体重（kg）	5～15	2～3	1.5～2.5	0.3～0.6	0.1～0.2	0.018～0.025
平均体温（℃）	38.5	38.5	39.0	39.5	38.0	37.4
呼吸（次/分）	20～30	25～50	55～90	100～150	100～150	126～136
心率（次/分）	100～200	120～180	150～220	180～250	250～400	400～600
血压（kPa）	16.6/6.7	17.3/10	14/10	10.7	14.7	15.3
血量（ml/100g 体重）	7.8	7.2	7.2	5.8	6.0	7.8
血红蛋白（mg/L）	110～180	70～150	80～150	110～165	120～175	100～190
血小板（万/mm^3）	10～16	10～50	38～52	68～87	50～100	60～100

附录 2　常用生理溶液的成分和含量

	台氏液	克氏液	任洛液	克亨液	林格液
NaCl	8.00	6.90	9.00	6.29	7.0
KCl	0.20	0.35	0.20	0.35	0.35
$MgCl_2$	0.10				
$CaCl_2$（无水）	0.20	0.28	0.20	0.28	0.12
NaH_2PO_4	0.05				
KH_2PO_4		0.16		0.16	
$NaHCO_3$	1.00	2.10	0.30	2.10	0.20
$MgSO_4 \cdot 7H_2O$		0.29		0.29	1.00
Glucose	1.00	2.00	1.00	2.00	
	哺乳类肠肌	哺乳类组织	哺乳类心脏	豚鼠离体器管	蛙类器官

说明：

1. 表中各溶液成分，含量和用途各家不一，但大同小异。

2. 凡溶液中含有 $NaHCO_3$、NaH_2PO_4 或 $CaCl_2$ 者，应先分别溶解，然后加入其他已充分溶解稀释的成分中，以防产生沉淀。

3. Glucose 临用前加入，以防变质。

附录3 体表面积计算法及药物剂量换算法

一、人和动物体表面积计算法

1. 人体体表面积计算法：计算我国人的体表面积，一般认为许文生公式（中国生理杂志 12：327，1937）尚较适用。即：

$$体表面积（m^2）=0.0061×身高（cm）+0.0128×体重（kg）-0.1529$$

例，某人身高 168cm，体重 55kg，试计算其体表面积。

解：体表面积=0.0061×168+0.0128×55−0.1529=1.576（m^2）

2. 动物体表面计算法：有许多种，在需要由体重推算体表面积时，一般认为 MeehRubner 式尚较适用，即：

$$A（体表面积\ m^2）=K×[W（体重\ g）^{2/3}/10000]$$

式中 K 为一常数，随动物种类不同，小白鼠和大白鼠 9.1，豚鼠 9.8，家兔 10.1，猫 9.9，狗 11.2，猴 11.8，人 10.6（上列 K 值各家报道略有出入）。应当指出，这样计算出来的体表面积还是一种粗略的估计值，不一定完全符合每一个动物的实测数值。

例，试计算体重 1.50kg 家兔的体表面积。

解：$A=10.1×[1500^{2/3}/1000]$

$\log A=\mathrm{Log}10.1+2/3\ \mathrm{Log}1500-\mathrm{Log}10000=-1.8783$

$A=0.1323m^2$

二、不同种类动物之间药物剂量的换算法

有多种方法，这里仅介绍一种比较常用，且较简单易算的方法。即利用“人和动物间按体表面积折算的等效剂量比值表”进行计算。

例，某利尿药用于大白鼠灌胃给药时的剂量为 250mg/kg，试粗略估计狗灌胃给药时可以试用的剂量。

解：查表知，12kg 狗的体表面积为 200g 大白鼠的 17.8 倍。

该药大白鼠的剂量为 250mg/kg，200g 的大白鼠常给药 250×0.2=50（mg）

所以狗的适用剂量为 50×17.8/12 =74.17mg/kg

常用动物与人的体表面积比值表

	20g 小鼠	200g 小鼠	400g 豚鼠	1.5g 兔	2kg 猫	12kg 狗	70kg 人
20g 小鼠	1.0	7.0	12.25	27.8	29.7	124.2	387.9
200g	0.14	1.0	1.74	3.9	4.2	17.8	56
400g	0.08	0.57	1.0	2.25	2.4	10.2	31.5
1.5kg	0.04	0.25	0.44	1.0	10.8	4.5	14.2
2.0kg	0.03	0.23	0.41	0.92	1.0	4.1	13.0
12kg	0.008	0.06	0.10	0.22	0.24	1.0	3.1
70kg	0.0026	0.018	0.031	0.07	0.078	0.32	1.0

附录4 动物实验常用麻醉药的用法与用量表

药物	动物	给药途径、剂量（mg/kg）		麻醉维持时间和特点
戊巴比妥钠（3%～5%）	犬、猫、兔	iv	25～40	2～4h，中途补充5mg/kg，可维持1h以上，对呼吸、血压影响较小，肌肉松弛不完全，但麻醉稳定，常用
		ip	30～40	
		SC	50	
	豚鼠、大鼠、小鼠	ip	40～50	
10%异戊巴比妥钠	兔、鼠	iv	40～50	约2～4h，对呼吸、血压影响小，肌松不全，麻醉不够稳定。
		ip	30～100	
硫喷妥钠（5%）	犬、猫	iv	15～50	维持15～30min，iv宜缓，以免呼吸抑制。抑制呼吸严重，肌松不全
		ip	25～50	
	兔	iv	13～80	
		ip	50～80	
	大鼠	iv	50	
		ip		
乌拉坦（20%）	兔、猫	iv、ip	900～1250	约2～4h，对心功能影响较小，对呼吸及生理神经反射抑制作用小，毒性小，较安全，但作用弱
		po	1000～1450	
	鼠	ip	1000～1500	
		im	1300	
	蛙	淋巴囊	2000	

附录5 动物常用正常数据

	犬	猫	兔	豚鼠	小鼠	大鼠
寿命（年）	10 ～ 20	8 ～ 12	5 ～ 8	4 ～ 8	1 ～ 2	2 ～ 5
呼吸（次/分）	20 ～ 30	30 ～ 50	50 ～ 90	100 ～ 140	100 ～ 200	60 ～ 110
心率（次/分）	100 ～ 240	150 ～ 200	150 ～ 220	200 ～ 280	300 ～ 500	250 ～ 450
血压（mmHg）	120/80	120/95	110/70	100/75	110/80	130/90
肛门体温（℃）	38.5±1.0	38.5±1.0	38.5±1.0	39±1.0	37±1.0	38.5±1.0
血红蛋白（g/dL）	15	12	12	15	12	12
红细胞（百万/mm^3）	4.5 ～ 8	6 ～ 8	5 ～ 6	5	9	10
白细胞（千/mm^3）	8 ～ 15	9 ～ 18	7 ～ 12	7 ～ 15	7 ～ 12	5 ～ 15
淋巴细胞（%）	20	31	20 ～ 90	55 ～ 70	68	60 ～ 70
单核细胞（%）	5.2	4	1 ～ 4	3 ～ 12	4	2.3
中性粒细胞（%）	70	59	1 ～ 3	1 ～ 10	2	22
嗜酸性粒细胞（%）	4	5.5	1 ～ 3	1 ～ 10	2	22
嗜碱性粒细胞（%）	-	-	0.5 ～ 10	0 ～ 5	0.5	0.5
血小板（万/mm^3）	15	25	40	78	90	60

（袁 莉）